膀胱癌 100 问

原　　著	Pamela Ellsworth, MD Brett Carswell, MD
主　　译	郭宏骞
副 主 译	纪长威
译　　者	(以姓氏笔画为序) 甘卫东　刘　俊　刘光香　刘铁石 纪长威　宋剑楠　张士伟　张古田 李明辉　李笑弓　杨　荣　连惠波 陈子逸　屈　峰　姚林方　赵晓智 徐向军　郭宏骞
英文助理	郭苏涵
译者单位	南京大学医学院附属鼓楼医院

中国协和医科大学出版社

图书在版编目（CIP）数据

膀胱癌 100 问 / 郭宏骞主译. —北京：中国协和医科大学出版社，2012. 9
ISBN 978 - 7 - 81136 - 717 - 1

Ⅰ. ①膀… Ⅱ. ①郭… Ⅲ. ①膀胱癌 - 诊疗 - 问题解答 Ⅳ. ①R737. 14 - 44

中国版本图书馆 CIP 数据核字（2012）第 132535 号

著作权合同登记
图字：01 - 2011 - 6819

膀胱癌 100 问

主　　译：郭宏骞
责任编辑：郭广亮　杨小杰

出版发行：中国协和医科大学出版社
（北京东单三条九号　邮编 100730　电话 65260378）
网　　址：www. pumcp. com
经　　销：新华书店总店北京发行所
印　　刷：北京佳艺恒彩印刷有限公司

开　　本：710×1000　1/16 开
印　　张：7.5
字　　数：100千字
版　　次：2012 年 9 月第一版　2014 年 8 月第二次印刷
定　　价：20. 00 元

ISBN 978 - 7 - 81136 - 717 - 1

原著前言

谨以此书献给这些年来我们所治疗的膀胱癌患者，无论年轻还是年老，他们面对疾病的勇气和对生命的渴求是我们写成这本书的动力。

第一次从医生口中听到“癌症”这个词时，大部分患者都会突然沉默下来，随之会出现悲伤、恐惧、焦虑、无助、内疚、挫败等情绪。患者及其家人总是期盼能尽快得到确诊并确定治疗方案，通常会用30分钟至1个小时的时间和医生讨论治疗的问题，包括重要的手术决策。在和医生的讨论中，患者和他们的家人首先关心的往往是这样的问题：“手术能治好膀胱癌吗？”“如果肿瘤已经转移了怎么办？”“没有了膀胱我还能活吗？”等等。由于害怕或慌乱，他们常常会忽视一些重要的细节问题，比如：“手术会影响我的性功能吗？”“手术后我还能像以前那样生活吗？”“别人能看出我带尿袋吗？”许多患者会向朋友、亲人求助或通过网络查询相关信息。这些信息也许会有所帮助，但其中往往个人经验较多，并不总是非常准确。

本书的初衷就是回答膀胱癌患者最常问到的问题。希望本书能帮助患者更好地理解他们的疾病，更好地选择治疗方案。

译者前言

近年来，泌尿生殖系统肿瘤的发病率不断升高，其中尤以肾癌、膀胱癌以及前列腺癌最具代表性。人们对“肿瘤”这个字眼一直讳莫如深，认为肿瘤即为不治之症，对其充满了深深的恐惧。在临床工作中，我们接触到许多类似的患者，因为不了解自己所患的疾病，一旦诊断为肿瘤，就会产生焦虑、恐惧、失望等负面情绪，进而对治疗失去信心，对生活失去希望。其实大多数泌尿生殖系统肿瘤完全可以通过手术、放疗或其他手段治愈。随着诊断水平的提高以及肿瘤筛查的普及，越来越多的肿瘤能够在早期被诊断出来，因此绝大多数患者可以获得长久的治愈。

人们对肿瘤的恐惧往往来源于肿瘤相关知识的匮乏。人们不了解肿瘤如何发生、发展，有哪些治疗手段以及肿瘤的预后。在你对肿瘤有一定的了解之后，很多恐惧自然就消失了，从而能更理性、更积极地进行治疗，获得更好的治疗效果。关于泌尿生殖系统肿瘤的书籍很多，但真正适合非专业人士阅读的却少之又少，他们需要的不是深奥难懂的专业书籍，而是语言通俗、简单易懂的读物，这也是我们翻译这套丛书的初衷。

肿瘤的发生非常复杂，与遗传、环境、生活方式以及饮食习惯有密切的关系。遗传因素是不可改变的，而环境因素以及生活方式完全可以改变，因此肿瘤的诊断未必完全是个坏消息，它可以促使你进行反思，改变不良的生活习惯，选择更为健康的生活方式和更为积极的生活态度。

本书以问答的形式，对患者最常见的疑问做出解答，读者可以从感兴趣的部分读起。本书不但适合广大的肿瘤患者，也适合他们的家人、朋友以及医务工作者。希望本书的编译能为您答疑解惑，为您在对抗肿瘤的道路上提供指引和帮助。

郭宏骞

2012年7月

目 录

第一部分 基础知识

介绍膀胱及肿瘤的一些基本信息

什么是膀胱，有什么功能？

没有膀胱我还能活吗？

什么是癌症？

更多……

1. 什么是膀胱，有什么功能？

膀胱是人体贮存尿液的容器，位于**骨盆**内，是一个柔软的圆形器官。膀胱的前方是耻骨，男性膀胱后方是**直肠**，女性膀胱后方是**子宫**。尿液通过膀胱底部两侧的开口进入膀胱。尿液在膀胱内会一直贮存到排尿的时候，此时膀胱壁肌肉收缩，将尿液经**尿道**挤出。女性的尿道很短，仅有约一英寸（2.5厘米）。男性尿道远长于女性尿道，需要依次经过前列腺和阴茎并最终开口于阴茎头部。

肾位于中**腹部**、肋骨的下方。肾过滤血液后产生尿液，通过**肾盂**离开肾脏流进**输尿管**。输尿管是柔软的肌性管道，约铅笔样粗细。输尿管开口于膀胱底部，将尿液从肾输送到膀胱。

成人膀胱大约能贮存400毫升尿液。膀胱壁分为三层，最里面与尿液接触一层较薄，称为**尿路上皮**层。中间层是由能够收缩的肌纤维组成，当肌肉收缩时，能增加膀胱内的压力，把尿液挤压出膀胱。最外层是一种薄而有保护性的层，称为**浆膜**层（图1）。

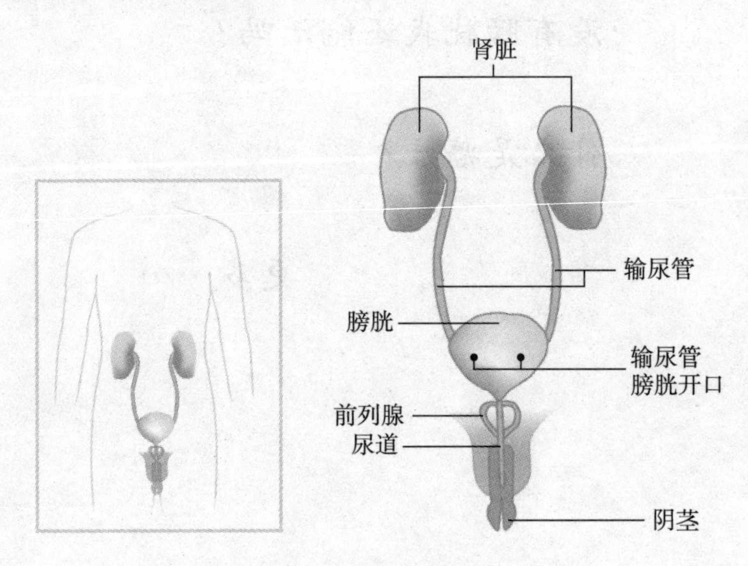

图1　男性泌尿系统

膀胱有两个重要功能，贮存尿液和排空尿液。婴儿期，膀胱不断地充盈和排空，不受大脑控制。接受排尿训练后，大脑学会控制膀胱，将膀胱保持充盈直到在合适的时候排尿。排尿是膀胱另外一个必须具有的功能，婴儿期接受排尿训练前，它是膀胱的最重要的功能。

虽然大多数人认为这两种功能应该是天生就具有的，但其中一种或两种功能可能会发生异常。如果贮存功能失常，膀胱将变得非常小或一直处于收缩的状态，存储很少的尿液就需要排尿。相反它也可能变得松软和扩张，储存几千毫升的尿液也不会有排尿的感觉。它还可能变得过度活动，导致**尿频**等令人无比困扰的症状。当正常排尿功能出问题时，膀胱可能只是部分排空，导致大量的尿液留在膀胱内（**残余尿**）。膀胱的肌肉将逐渐变衰弱以至于完全不能将尿液排出，也就是所谓的**尿潴留**。

膀胱贮存尿液时需保持较低的压力，这样新形成的尿液才能顺利地从肾向下流入膀胱。正常膀胱内的压力小于 40 厘米水柱。当高于这个压力值时，尿液会反流入肾，长期的肾内高压会损伤肾。排尿时膀胱产生收缩将尿液排出，此时膀胱内压力明显高于 40 厘米水柱，但是它通常不会损伤肾，因为这些压力升高仅是一过性的，很快便恢复正常。

2. 没有膀胱我还能活吗？

是的，没有膀胱你一样可以继续生活。但是你需要一些东西来执行膀胱的基本两个功能：贮存和排空尿液。为了实现这个目标，医生想了许多方法，其中有很多今天仍在应用。最简单的替代方法就是在肾内放置引流管，通过皮肤将尿液引出到挂在腹部的引流袋内，这种引流管称为**肾造瘘管**。介入放射科医师借助 B 超或 X 线引导将肾造瘘管置入患者肾内，手术一般在放射科或手术室完成，操作时需要给予患者少量镇静药物。对患者来说，引流袋的运用提供了一个方便贮存尿液的方法，需要时可以打开袋子上的阀门排空尿液。但是，肾造瘘管可能会造成患者明显不适，若用力拉扯可能会脱落，因此它只是一个短期解决方案或者患者病情太重无法耐受手术时采取的治疗手段。另一种方法可以通过外科手术把输尿管连接至皮肤（称为**输尿管皮肤造口**），这样可以通过粘贴在输尿管皮肤造口上的袋子收集尿液。但是输尿管管径较细，皮肤造口远期会产生瘢痕或者狭窄，从而导致尿液堵塞。因此，输尿管皮肤造口不是一个好的长期解决办法。

为了达到更好的长期治疗效果，外科医师大多会选择切取特定的一段小肠，作为新的膀胱。这段小肠从原来的肠管上独立出来，被用于新的用途（第79问）。尿液从肾排到这段小肠后，可以通过三种方式排出体外。第一种是小肠直接开口于皮肤，尿液顺着肠管直接流入扣在开口上的造口袋内，这种引流是导管式的，肠管在皮肤的开口成为尿路造口。尿液被收集于尿袋中，一天内可分数次将尿液倒进卫生间。第二种方式，小肠被缝成一个球形，通过一个细长的管道与皮肤相连。这个细长的管道可以有效防止尿液溢出，通过插入细的**导尿管**可以很方便地引出尿液，这种方式又称为**可控性尿流改道**。采用这种改道方式，无需随身带着**造口袋**，仅需要每天数次在新膀胱内插入导尿管来引流尿液。但是对于某些患者来说，一天内自行导尿数次是比较困难或者不可能的。第三种方式，新膀胱可以直接和尿道吻合，称为**原位新膀胱**。它可以让你基本上能正常排尿，但同时你必须学会使用与以往不同的肌肉来帮助排尿，因为肠道做成的“新膀胱”自身是无法收缩的。这种手术方式对于一些人来说是个极好的选择，术后的外观跟正常人没有不同，但是该手术耗时较长、难度更大，并且有发生尿失禁的风险。想了解这些手术方式的更多细节和关于选择何种术式的讨论，请参考第80问。

3. 什么是癌症?

要了解**癌症**，我们必须首先了解人体的正常功能。人体由数十亿**细胞**组成，每个**器官**均由数种不同类型的特殊细胞组成。例如，肝有能过滤血液中毒素的细胞，大脑有能够传导电信号的**神经细胞**（神经元）。人们最熟悉的细胞恐怕要数皮肤细胞了，每一片脱落的皮屑都由数百万个细胞组成，它们不断地死亡并且被新生的细胞取代。新生细胞的生长和衰老细胞的死亡保持着微妙的平衡。人体内有多种机制在不同的部位调节着细胞的生长和死亡。不幸的是，如果其中一种机制出现失常，这种微妙的平衡就可能被打破。环境中的毒素，如抽烟、化学物质以及**放射线**均会对 DNA 造成损伤，从而扰乱这些调控机制。当新细胞的生长速度快于衰老细胞的死亡速度时，就会形成**肿瘤**。肿瘤可分为**良性**肿瘤和**恶性**肿瘤。良性肿瘤指一些细胞过度增长而不能被人体正常调节机制所控制。良性肿瘤会一直长大，被称为良性是因为它一般不会对人体造成影响，但也有一些良性肿瘤会因体积过大而产生问题，尤其是生长在有限的空间，如头颅内。恶性肿瘤也是由过度增长的细胞组成，之所以称为恶性，是因为肿瘤细胞不局限于瘤体内，还可以通过血液、淋巴系统播散或者直接侵犯肿瘤周围的组织。肿瘤细胞发生转移后会在转移器官内不受抑制的生长，导致全身各系统逐渐发生功能紊乱，甚至导致死亡。

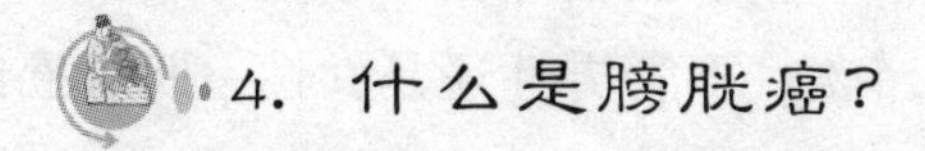

4. 什么是膀胱癌?

膀胱癌是指膀胱细胞的恶性过度生长，最常见的是膀胱上皮细胞。人体大多数空腔器官的表面由上皮细胞组成，如颊黏膜。同样胃、肠道、**胆囊**，包括膀胱在内，它们的内表面也都是由上皮细胞组成。每个器官都有其特有的上皮细胞。对膀胱来说，其表面细胞称为移行上皮细胞。因此，由这种细胞形成的癌症就叫做**移行细胞癌**，90% ~95% 的膀胱癌都是这种类型。如果膀胱癌是由膀胱内其他细胞形成的，则会以其他细胞的名称来命名。不常见的膀胱癌包括**鳞状细胞癌**和**腺癌**。还有一种非常罕见的膀胱癌叫做**横纹肌肉瘤**，只发生于儿童。

膀胱内也可能发生非原发的，由别处侵犯或转移来的恶性肿瘤。但膀胱不是肿瘤常见的**转移**部位，膀胱转移癌发生概率很小，但是邻近器官肿瘤直接侵犯至膀胱却时有发生，如前列腺、结肠、直肠、子宫颈的恶性肿瘤。

5. 膀胱癌常见吗？

癌症是全世界范围内引起疾病和死亡的主要原因之一。在美国，如果把所有癌症计算在一起，癌症造成的死亡排第二位，仅次于心脏病。随着心脏疾病治疗持续进展，在 5 ~10 年内癌症可能会超过心脏病成为美国及其他发达国家导致死亡的首要因素。膀胱癌在男性最常见的癌症中居第四位，在女性中居第八位。总的来说，它大约占男性癌症 10%，女性癌症 4%。据统计，2002 年美国有 56, 500 例新诊断的膀胱癌，有 12, 600 例患者死于膀胱癌。过去的十年中，膀胱癌的年发病例数增长了 36%，好消息是同期的膀胱癌死亡率降低了 8%。这主要归因于早期膀胱癌的诊断和进展期膀胱癌的治疗取得的较大进展。

男性膀胱癌的发病率是女性的 2. 5 倍。据估计，1997 年出生的白人男性在其一生中患膀胱癌的概率是 3. 5%。不管男性还是女性，膀胱癌的发病率随着年龄的增长而增加，也就是说老年人比年轻人更容易患膀胱癌。美国白人男性的膀胱癌患病率是非裔美国男性的两倍，而美国白人女性的膀胱癌患病率是非裔美国女性的 1. 5 倍。拉美裔的美国人患膀胱癌的概率是美国白人的一半。膀胱癌在美国和英国比在日本和芬兰更为常见。

虽然膀胱癌在美国白人中更加常见，但是往往非裔美国人第一次就诊时肿瘤的分期更高。其原因可能是浅表性肿瘤登记不完全、诊断延误或者这类人群中膀胱癌恶性度更高。非裔美国人有患更高级别膀胱癌的趋势，非裔美国男性膀胱癌的 5 年生存率是 71%，而美国白人男性是 84%。非裔美国女性膀胱癌的 5 年生存率是 71%，而美国白人女性是 76%。

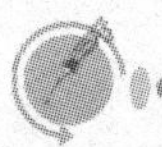 6. 膀胱癌有哪些不同的种类？

膀胱癌主要可分为两大类：原发性和转移性。原发性膀胱癌指的是起源于膀胱的肿瘤，转移性膀胱癌指的是起源于别的器官或组织而播散至膀胱的肿瘤。其他器官的肿瘤可以通过血液、淋巴系统或者从邻近器官如前列腺或者子宫颈直接扩散至膀胱。

原发性膀胱癌远比转移性膀胱癌常见。原发性膀胱癌可分为数种，之前介绍的移行细胞癌占膀胱癌的90%以上。移行细胞癌可以是：①**乳头状癌**，外观像菜花样，通过一个较短的蒂连在膀胱壁上；②**固着癌**，看上去较平、无蒂、基底较宽；③混合型癌，兼有以上两种特点。大约70%移行细胞癌是乳头状的，一般来说比固着型的**预后**好。较为少见的膀胱癌包括鳞状细胞癌，腺癌和**脐尿管癌**（图2）。

在美国，鳞状细胞癌占膀胱癌总数的3%～7%，而在埃及，其比例可高达75%。埃及有一种非常普遍的寄生虫感染即**血吸虫病**，这种寄生虫的感染很容易导致膀胱鳞状细胞癌的发生。通常认为感染引起膀胱长期慢性刺激，从而导致鳞状细胞癌的发生。别的一些造成慢性刺激的因素，如长期留置尿管，也可以诱发鳞状细胞癌。鳞状细胞癌倾向于通过直接侵犯的方式转移至邻近组织，一般不会像移行细胞癌那样转移至**淋巴结**。因为其局部侵袭性较强，并且对**化疗**和放疗相对不敏感，所以预后比移行细胞癌差。

膀胱腺癌相当少见，在美国大约只占膀胱癌的2%。此类肿瘤也与慢性刺激有关。该肿瘤倾向于表现为高级别、高侵袭性，一般预后很差。

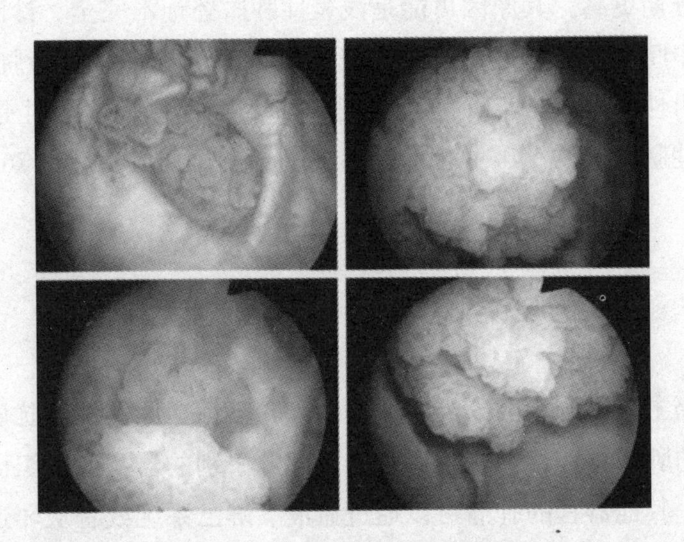

图2　膀胱乳头状移行细胞癌

脐尿管癌是一种特殊类型的膀胱腺癌，但是其独特之处在于不是来源于膀胱上皮层，而是发生于膀胱外部，有向膀胱内生长的趋势，并且能转移至淋巴结、肝、肺和骨骼。

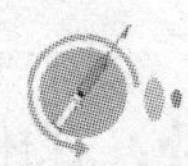

7. 膀胱癌的病因是什么？

包括膀胱癌在内的所有癌症均跟正常细胞内 DNA 的改变有关。暴露于化学物质如香烟烟雾、工业化学物质、化疗药物等可能会造成 DNA 的损伤（第10、11 问）。诸如此类的环境因素称为危险因素。危险因素并不一定会诱发膀胱癌，例如不是所有吸烟者都会发生膀胱癌，而是在这样一个群体中，发生膀胱癌的风险比不吸烟的人群明显增加。暴露于这些环境因素增加了 DNA 损伤的可能性。如果控制细胞生长的 DNA 损伤，细胞就有潜在恶变的危险。癌症的标志就是细胞过度增殖，从而压迫或破坏周围组织。

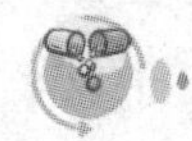 8. 我能做些什么预防膀胱癌吗？

当然可以！有些危险因素，例如你的基因，是不能够改变的。但是更多的危险因素是可以改变的。吸烟是引起膀胱癌的最大危险因素。如果你抽烟，那么你现在能做的最重要的事就是立刻戒烟。如果跟你生活在一起的人抽烟，同样应该建议其戒烟。第10问将详细讨论什么叫可改变的危险因素，也就是通过改变诸如生活方式和环境等一些你可以改变的事情来降低你患膀胱癌的风险。请仔细地阅读这个清单，尽可能的改变你的生活方式，以保护你和家人的健康。

9. 哪些膀胱癌的危险因素是我不能改变的（不可改变的危险因素）？

正如我们前面提到的一样，每个人患癌症的风险是不同的。通过研究膀胱癌患者人群的特征，研究人员已经能判断出哪些人群更容易患膀胱癌。这类人群中的每个人出生时都已经具备一些危险因素，不管他们在生活中如何注意，都会比普通人群更加容易患癌症。事实上，基因在决定谁更容易患癌症中扮演了最重要的角色。

种族：不同的种族患膀胱癌的风险截然不同。美国白人发生移行细胞癌（最常见的膀胱癌）的可能性是非裔美国人的2倍。而对于较少见的鳞状细胞癌来说，两者正好相反，非裔美国人患病的可能是美国白人的2倍。在所有的种族中，白人（高加索人）膀胱癌的发病率是最高的。

性别：男性患膀胱癌的概率几乎是女性的3倍。这是在排除了吸烟、从事暴露于化学物质的工作等因素的影响之后计算出来的数据。

年龄：65%以上的膀胱癌发生于年龄65岁以上的人群。同时，这个年龄段的人群与年轻人相比，更容易患高侵袭性的膀胱肿瘤。

基因：之前已经讨论过，只有细胞的生长或死亡的调控过程出现严重错误才会发生癌症。这些调控过程是由不同的基因完成的，在正常、健康的细胞中，这些基因会促进或抑制细胞生长，甚至促使细胞在特定条件下凋亡。只有当许多基因同时发生改变或被破坏时，细胞才可能癌变。自然界同时也提供了一些别的基因来修复这些损坏的基因，这些“修复”基因被称为**抑癌基因**。它们的工作是尽可能的修复损坏的基因或者使损坏的细胞凋亡。

癌变的过程实际上就是新细胞生长和衰老细胞死亡的平衡被打破的过程。可以想象如果那些清除细胞的程序被破坏了，那么细胞将开始堆积。如果细胞缺少了信号的调控，那么将不停地生长增殖，从而形成肿瘤。如果细胞仅仅是在局部增殖，那么我们称其为良性肿瘤。如果细胞能离开原发的肿瘤，转移到别的器官上继续增殖，我们就称之为恶性肿瘤。

幸运的是，平衡不是这么容易被破坏的，有多重系统共同调控细胞的周期。癌症的发生，需要同时破坏多重系统。当癌症在一个家族内相继发生时，说明该家族的基因的调控功能已经部分被破坏了，因此更易于出现调控失败而发生癌症。这些基因的代表有 p53 基因和 Rb 基因。p53 基因受损是所有癌症最常见的基因改变。

尽管正常情况下机体对细胞周期是严密调控的，但并不是绝对的。有时细胞需要不受调控基因的约束而快速增殖，例如在创伤、外科手术后的恢复期，或者是儿童正常的生长期等。为了适应这些状况，细胞内还有一些别的基因，当它们激活时可以使细胞增殖得更快。当发生骨折时，新的骨骼细胞需要快速地增殖并取代受损的骨组织，此时候身体需要一些细胞因子或一些基因帮助“去掉枷锁”，来允许特定的细胞快速生长。一个常见的刺激细胞“加速”的信号是**表皮生长因子**，该因子在膀胱癌中常表达异常，尤其是侵袭性高的膀胱癌。一些能促进肿瘤细胞发生的基因被称为**致癌基因**。一种名为 p21 ras 的致癌基因在许多膀胱癌中都能找到。目前对致癌基因的研究并不透彻，其可能在决定肿瘤的侵袭程度等生物学行为方面起一定作用。致癌基因可能会促使肿瘤从低级别转变成高级别，变得更具有侵袭性。研究人员一直致力于寻找与膀胱癌有关基因和**蛋白**，每一个新的发现都可能提供一种新的预防和治疗方式。

10. 哪些膀胱癌的危险因素是我能改变的？

目前，已经有很多已知的危险因素，其中吸烟是膀胱癌最大的危险因素。其他危险因素有长期接触**苯胺染料**、反复发生的**泌尿道感染**、长期留置**气囊导尿管**、膀胱结石和盆腔放疗史等。同时，使用长效的染发剂也可能会轻度增加患膀胱癌的风险，对于经常染发和从年轻时就开始染发的人来说风险会更大。饮食因素也可以影响膀胱癌的发病风险。通过流行病学的调查研究证实，患有其他原发肿瘤的人群患膀胱癌的概率是正常人群的10倍，其中前列腺癌的患者罹患膀胱癌的风险最高。寄生虫引起的膀胱内感染，如血吸虫病，也会使膀胱癌的风险显著升高，此类感染常见于埃及及其周边国家，在美国少见。

吸烟：在美国吸烟所致的膀胱癌占所有膀胱癌的25%～65%，吸烟者患膀胱癌的概率是不吸烟人群的4倍。随着吸烟的数量、时间以及每次吸入程度的增加，膀胱癌的发病风险也相应升高，男性和女性均如此。使用风干型烟草制品的风险还会更高，因为它所含化学物质的浓度明显高于烤烟型烟草制品。好消息是戒烟可降低这方面的风险，因此，戒烟永远不会太迟。其他类型的烟如雪茄和无烟香烟也会轻度增加风险。香烟内导致膀胱癌的化学成分目前仍不明确。有些人体内清除香烟中化学物质的速度比一般人慢，称慢乙酰化，这类人群患膀胱癌的风险更高。

职业危险因素：接触苯胺染料是导致膀胱癌的最常见的工业风险因素。苯胺染料是煤炭燃烧的副产品，常用于木材和纺织品染色。其他与膀胱癌有关的化学物质有2－萘胺、4－氨基联苯、4，4′－二氨基联（二）苯、2－氨基－1－萘酚、用于橡胶和纺织品工业的醛类、可燃气体、煤烟等。已知的高风险职业有：汽车制造工、油漆工、汽车司机、钻床操作工、皮革工人、冶金工人、机床操作工、干洗工、造纸工人、制绳工人、牙科技师、理发师、美容师、医生、制衣工人、水管工人。

非那西汀：非那西汀是一种镇痛剂，目前已经禁止在美国使用，但是有些国家仍在使用。有证据表明，大剂量使用可能会增加膀胱癌的风险。

盆腔照射：盆腔照射会增加膀胱癌的发生风险。既往因子宫癌和卵巢癌接受**放疗**的女性患者患膀胱癌的风险比普通人群高2~4倍。如果化疗和放疗联合应用，患膀胱癌的风险会更高。与之类似，因前列腺癌接受放疗的男性其膀胱癌的发病风险也明显升高。

化疗和免疫抑制：使用环磷酰胺化疗，会使患膀胱癌的风险增加9倍，而且这些膀胱肿瘤相对侵袭性较强。同样，使用激素或其他药物进行免疫抑制治疗的肾移植患者或其他器官移植患者其患膀胱癌的风险也明显升高。

脱水：个体如果摄入液体过少也会增加患膀胱癌的风险。过少的液体摄入会导致尿液高度浓缩和排尿间隔时间延长。膀胱内较长时间贮存浓缩的尿液对膀胱癌的发生也起到一定的作用。

11. 我能否通过改变饮食来降低患膀胱癌的风险？

脂肪和胆固醇的摄入与膀胱癌的发病风险有关。有些研究认为低脂肪、低胆固醇的饮食会降低膀胱癌的发病风险。

最近一项来自日本的研究显示，富含绿色蔬菜或胡萝卜的饮食能降低膀胱癌的发病风险。每周吃超过5份该类饮食的人群与每月仅吃1~3份的人群相比膀胱癌的发病风险降低一半。

进食豆类蛋白和大蒜可能会降低患膀胱癌的风险。研究证实，大蒜对体外培养的膀胱癌细胞有直接的杀伤作用。其作用原理可能是刺激人体自然防御系统从而杀死癌变细胞。

一些维生素被发现有抗癌作用，但其相关研究资料目前十分有限（表1）。

表1 具有潜在抗癌效应的维生素

维生素	食物来源	效 应
E	麦芽，谷类，坚果，菠菜，蛋黄	抗氧化剂，防止毒性代谢产物如亚硝胺的产生
C	柑橘类水果，黑加仑，马铃薯，西红柿，青椒	抗氧化剂和自由基清除剂
B_6	卷心菜	纠正异常的色氨酸代谢（50% 膀胱癌患者色氨酸代谢异常）
A	动物制品、绿色及黄色蔬菜	可能会降低一些肿瘤发生的概率

最近有一项对上百万成年人的研究发现，规律摄入维生素 E 10 年或者更长时间的吸烟者，其膀胱癌相关的死亡率显著降低。而维生素 E 摄入似乎没有对不吸烟的人群产生类似的效应。即使服用维生素 E，吸烟者患膀胱癌的风险仍很高，因此戒烟仍然很重要。没有证据表明摄入维生素 C 会降低膀胱癌的风险。

不只是你一个人对各种各样推荐的“健康饮食”感到困惑。研究食物对任何一种疾病的作用是非常困难的，因为这要求成百上千人严格限制其饮食长达数年。任何一个曾尝试过新的饮食习惯的人都可以想象一下，找到一个能坚持下来的志愿者是多么困难。因此，最好的建议是运用你的常识，谨慎对待那些昂贵的宣称有很大作用的药物。保持平衡饮食，包括水果、肉类、面包和蔬菜，不要过于偏向任何一类食物。此外还需戒烟和保持规律运动。即使没有科学研究，大家均认同以上三点能让你保持健康。

12. 每个人患膀胱癌的概率相同吗?

人的一生患膀胱癌的概率是3%~4%，但这个数字是把全世界的人放在一起计算出来的。为了得出更有意义的数字，科学家尝试去研究谁的风险更高或更低。增加患癌症风险的环境因素或者生活方式被称为风险因素。

风险因素可分为两类。一类是我们生来就具有的，如家族**遗传基因**或者种族，称为不可改变的风险因素。例如男性比女性患膀胱癌的风险高2.5倍，这一点是无法改变的。

第二类是可改变的风险因素，你可以改变这些风险因素来降低患膀胱癌的风险。最重要的可改变风险因素是烟草。吸烟能极大的增加患膀胱癌的风险，而戒烟能极大地降低你患膀胱癌的风险。下面两个问题将详细讨论这些风险。

13. 我的家人患有膀胱癌，我患膀胱癌的风险高吗?

目前没有明显证据表明膀胱癌会由父母遗传给孩子。曾经有研究报道称一些家庭里几个成员先后发生膀胱癌，但是这些研究没有考虑吸烟和环境毒素的影响。家庭成员可能会暴露在同一环境毒素中，因此从这些研究中很难得出什么结论。现已证实，大部分膀胱癌患者没有明确的膀胱癌家族史。

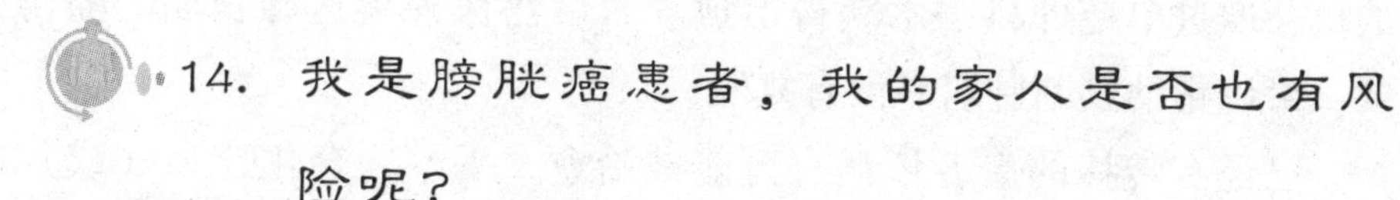

14. 我是膀胱癌患者，我的家人是否也有风险呢？

膀胱癌是不传染的，不可能从一个人传给另外一人。因此你不可能把它传染给你的家人和朋友。但是正如我们上面提到的，家庭成员可能会暴露于同样的毒素，如香烟烟雾、环境中的化学物质等，他们可能因为这些因素而增加患膀胱癌的风险。

15. 膀胱癌能治愈吗？

当我们提到某种疾病被治愈时，通常是指它已经消失并且永远不会复发。但当我们指某种癌症被治愈时，我们一般指在一段时间内，癌症消失且没有复发的临床证据。

对于很多患者来说，膀胱癌确实能被治愈。对于低级别、浅表的膀胱癌患者，当整个肿瘤被切除时，从某种意义上说就是被治愈了。不幸的是膀胱癌会在膀胱内别的地方复发。即使整个肿瘤都被切除，新的肿瘤也可能在原来位置或别的位置上生长。因此，即使肿瘤已经被完整的切除，你仍然需要规律的检查。大多数复发的肿瘤如果发现及时，仍然是可以被治愈的。

对于已经侵犯到膀胱壁肌层的肿瘤，仍有治愈的可能，可以行膀胱部分切除或膀胱全切术。如果外科医师能通过手术切除整个肿瘤，同样可以说患者被治愈了。外科手术能治愈 80% 的局限于膀胱内的膀胱癌。但是，没有办法完全确定肿瘤是否被彻底切除。极小数量的肿瘤细胞可能已经离开膀胱，外科医生没有任何手段能检测出这些细胞。如果怀疑有转移，比如切除组织的边缘有肿瘤细胞，可以通过化疗及放疗杀死这些残留在体内的微小病灶，从而增加治愈的可能。肿瘤**局部进展**的患者只有 20% ~30%

的机会通过单纯外科手术获得治愈。术后**泌尿外科医师**长期的随访很重要，可以帮助判断肿瘤有没有复发。

已经有转移的患者依然有可能被治愈，手术联合化疗和（或）放疗已经能够治愈一小部分患者，且治愈数量越来越多。大部分患者至少在开始时对化疗是敏感的。我们难以确定一个具体的时间点来下结论说患者已经被治愈。因此 X 线、**CT 扫描**、**膀胱镜检查**和**细胞学**检查随访，在治疗后的几年内都很重要。

16. 什么是原位癌？

膀胱**原位癌**是癌症的一种。原位癌在身体其他部位如前列腺、子宫颈或睾丸，被认为是癌前病变。但膀胱原位癌总是恶性的，如果不予治疗，5 年内 50% 的原位癌会进展为浸润肌层的膀胱肿瘤，因此对膀胱原位癌要高度重视。原位癌进展为**浸润性**肿瘤的概率比乳头状膀胱癌更高。原位癌自身是扁平状（非乳头状）的病灶，因此膀胱镜检查可能会很难判断。它可能表现为红色、炎症性斑块，与周围正常的膀胱黏膜很难鉴别。如果高度怀疑膀胱原位癌，即使膀胱镜检查发现膀胱黏膜是正常的，泌尿外科医师仍会行膀胱随机活检以帮助判断。原位癌常会产生癌细胞脱落至尿液中，可以通过**尿细胞学**的方法从尿样中检测出来（第 33 问）。

17. 什么是异型增生？

异型增生被认为是膀胱原位癌和（或）浸润性膀胱癌的前体。异型增生指显微镜下细胞既不像正常细胞，也没有典型的癌细胞结构。异型增生常在原位癌或膀胱癌患者中发现。大约 50% 的膀胱癌患者有异型增生，男性比女性常见。虽然异型增生不是癌症甚至也不能算癌前病变，但是它被认为是膀胱上皮“不稳定”的标志，预示膀胱上皮可能进展为癌症。单纯的异型增生不需要干预，但提示将来可能会发生膀胱癌。

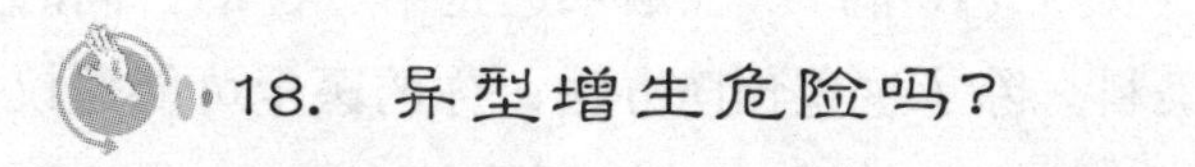

18. 异型增生危险吗?

关于异型增生没有较为系统的研究，但是目前不认为它有危险。异型增生是介于正常细胞和癌细胞之间的类型。大约 1/3 的单纯异型增生的患者有**排尿刺激症状**，1/3 的患者有**血尿**，1/3 的患者没有任何**症状**。一些患者尿细胞学检查会有异常。大约 20% 异型增生的患者会进展为原位癌或膀胱癌。

19. 什么是脐尿管癌?

脐尿管癌是一类不常见的膀胱癌。在世界最大的癌症中心之一——M. D. Anderson 癌症中心，16 年来仅发现了 42 例脐尿管癌。脐尿管癌发病年龄比大多数膀胱癌小，男女发病率相同。脐尿管癌发生于膀胱顶部、**脐尿管韧带**附着处，脐尿管韧带连接膀胱与脐。脐尿管癌通常进展到一定程度才被发现，因此比常见的膀胱癌更难以治愈。20% 的肿瘤在诊断时已经发生了转移，并且基本上都会侵犯邻近器官。最终大约一半的肿瘤会发生转移。

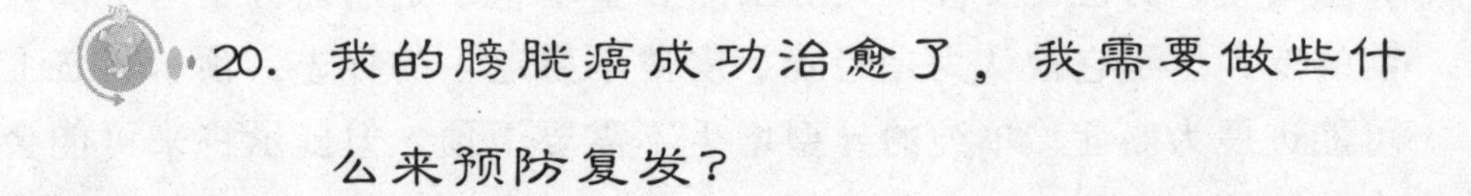

20. 我的膀胱癌成功治愈了，我需要做些什么来预防复发？

预防膀胱癌复发需要你和你的医生共同努力。所有导致膀胱癌发病的风险因素仍然会起作用（第9、10问）。戒烟永远是第一位的，同时避免接触致癌物质，如苯胺染料。除了这些预防办法，你的医生可能建议采取一些治疗措施来降低膀胱癌复发的风险，包括使用卡介苗［（Bacillus Calmetle Guerin，BCG），第52问］或干扰素（第57问）行免疫治疗，使用丝裂霉素C、噻替派或别的药物进行化疗。这些药物通过膀胱灌注直接与膀胱黏膜接触来杀死癌细胞。你需要咨询你的医生，确定哪种治疗措施能降低你的肿瘤复发风险。

第二部分 膀胱癌的诊断

讨论膀胱癌的诊断

膀胱癌有什么征象和症状？

有什么其他原因会导致血尿吗？

医生怀疑我患了膀胱癌，我需要做哪些检查？

更多……

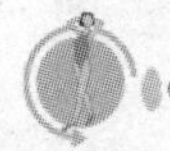

21. 膀胱癌有哪些征象和症状？

膀胱癌最常见的**征象**之一是尿中带血（血尿），多数情况下出血量很少，只有在实验室才能检测出来。一些患者出血比较多，会使尿液变成粉红色或红色（肉眼血尿）。很显然，肉眼血尿肯定是不正常的，它很容易引起人们的担忧，为此患者很快会进行检查评估。镜下血尿同样也是不正常的，应该尽快地去泌尿外科医师那里进行检查。即使血尿自行停止、尿液恢复清亮，仍然需要进一步的检查。没有任何疼痛并不代表不值得引起重视。

血尿并不是膀胱癌唯一的警示性征象。膀胱癌发生于某些部位时可能会干扰膀胱的正常功能，表现为排尿刺激症状，包括**尿频**、尿急。尿急指突发的、无法控制的、强烈的排尿冲动。尿频通常指每天排尿超过8次。尿频、尿急常见于单纯尿路感染。肾结石患者当结石通过输尿管末段时也可引起尿频、尿急。**过度活动膀胱**也会表现为排尿刺激症状，这常见于老年男性及女性。显而易见，有这些症状并不表示肯定患有膀胱癌，但要警惕肿瘤的可能。

如果肿瘤位于**输尿管口**（输尿管开口于膀胱内的位置）附近，可阻碍尿液从肾排到膀胱，从而引起**梗阻**。输尿管口梗阻，特别是急性梗阻，可引起背痛、恶心、呕吐等症状，慢性梗阻则常常是无症状的。两侧输尿管同时梗阻可能引起少尿和肾衰竭，但比较少见。若肿瘤转移至膀胱以外的区域，可引起腿部肿胀、骨痛；如果肿瘤长到很大，可能在下腹部摸到肿块。

“我被诊断为膀胱癌的时候还很年轻。事实上，我是如此的年轻，以至于没人想到我会患膀胱癌。一连几个月，我发现间歇性的尿中带血，但我误认为是尿路感染。当我把情况告诉我的一个朋友时，她建议我去检查一下。我让我的保健医生推荐了泌尿科医生，泌尿科医生看了我的检查记录，告诉我没有尿路感染，他告诉我年轻女性出现血尿被认定为尿路感染是很常见的事情。但我的尿检中没有细菌，应该引起保健医生以及急诊室医生的警惕，肯定有一些其他的问题”。

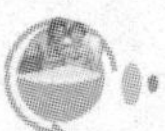

22. 其他疾病可引起血尿吗?

除了肿瘤之外，其他的一些情况也可能会导致肉眼血尿。单纯的尿路感染、肾结石、膀胱结石、膀胱慢性炎症、许多肾脏疾病及其他少见疾病均可造成血尿。前列腺显著增大的患者可因用力排尿引起前列腺表面小静脉破裂出现血尿。长跑运动员由于反复弹跳刺激膀胱，有时也可出现血尿。还有一些因其他肿瘤接受盆腔放疗的患者，可出现放射性**膀胱炎**。放射性膀胱炎是一种良性疾病，但很难处理，通常会引起持续出血，很难完全止住。大多数情况下血尿是良性，不需要治疗，但泌尿科医生需要重视血尿，对所有血尿进行评估，以排除肿瘤可能。

镜下血尿是只能在实验室的尿液检查中发现的血尿。每个高倍视野内有 3 个或以上红细胞即可被认为是镜下血尿。在门诊，许多医生用尿检试纸检查尿液中有无红细胞，该检查有时过于敏感，会出现假阳性结果，比如月经、食用防腐剂、近期的运动、脱水或应用大量维生素 C。尿检试纸是一种用化学物质处理过的纸条，尿液中微量的血液与化学物质起反应，导致试纸颜色变化。尿检试纸检测出血尿的标本需要进一步在显微镜下观察，确定是不是真的血尿。

前面提到的引起肉眼血尿的疾病同样可引起镜下血尿。无论镜下血尿或肉眼血尿，首要任务是判断血尿来源于哪里，是一侧肾脏、双侧肾脏、输尿管、膀胱、前列腺还是尿道。女性可能会在厕纸上发现血液，从而认为自己有血尿，这种可能性是存在的，但首先需要排除阴道或子宫出血。

除了以上疾病导致的血尿，一些非疾病的情况也被误认为血尿。比如食用大量甜菜可导致尿液染成红色，脱水可致尿液高度浓缩，颜色变深，看起来也像血尿。非那吡啶，曾作为一种尿路镇痛药常用于尿路感染，可使尿液变成橘红色，该药目前已停用。

23. 医生怀疑我患了膀胱癌，我需要做哪些检查？

多数患者因为出现肉眼血尿或镜下血尿而接受进一步检查以排除膀胱肿瘤。另外一些患者可能因出现尿路刺激症状如尿频、尿急、尿痛而就诊。还有一小部分患者发现尿液细胞学检查阳性，或因其他原因（如背部疼痛）行 CT 扫描发现肿块而就诊。

一些检查和操作可以用于膀胱癌的初步筛查。当你第一次就诊时，医生会为你行直肠指检（女性为盆腔检查）确定是否能触及肿瘤或肿瘤是否长出膀胱外。其他一些常见检查包括：①尿液细胞学检查或其他尿液检查（第 33 ~ 35 问）；②肾和输尿管 X 线检查（第 33 问）；③膀胱镜直接检查膀胱内的情况（第 24 问）。医生还可能会做**活检**，或者通过膀胱镜切取一部分肿瘤组织，这一操作常常是在手术室完成。活检的组织会被送到**病理科医生**那里，他们在显微镜下观察，确定膀胱癌类型及浸润深度，进一步的检查取决于活检结果。

不管活检结果怎么样，每个患者都需要接受**上尿路检查**（第 31 问）。上尿路检查用来排除肾或输尿管内的肿瘤，而这些肿瘤在膀胱镜下是无法观察到的。

你或许还需要心脏方面的检查，尤其当医师打算在手术室**麻醉**下进行肿瘤活检或切除的时候，你需要进行诸如心电图和超声心动图等心脏检查，如果这些检查结果异常，你还需要找心脏科专家进一步评估。同时，部分患者，特别是年龄在 50 岁以上或者吸烟的患者，麻醉前还需要接受胸部 X 线检查。

对那些怀疑有肿瘤进展的患者，还需要做腹部和盆腔的 CT 扫描，以帮助确定肿瘤有无侵犯至膀胱外以及淋巴结有无肿大。

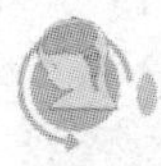

24. 什么是膀胱镜检查？

膀胱镜检查是指利用称为**膀胱镜**的内窥镜，在直视下观察膀胱内部的情况，膀胱镜的尖端有灯光可以照亮膀胱（图3）。膀胱镜上有一个操作通道，可以用来向膀胱内注入水将膀胱展开，以获得更好的视野。膀胱镜通过尿道插入膀胱，因此也可以观察尿道里面的情况，有时候膀胱镜也被称为膀胱尿道镜，其实两者是同一种东西。

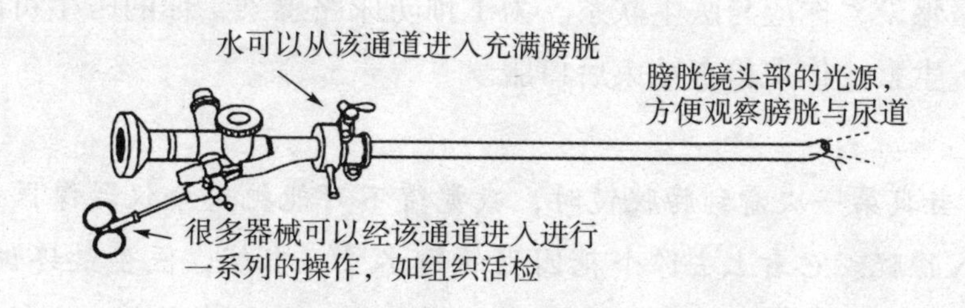

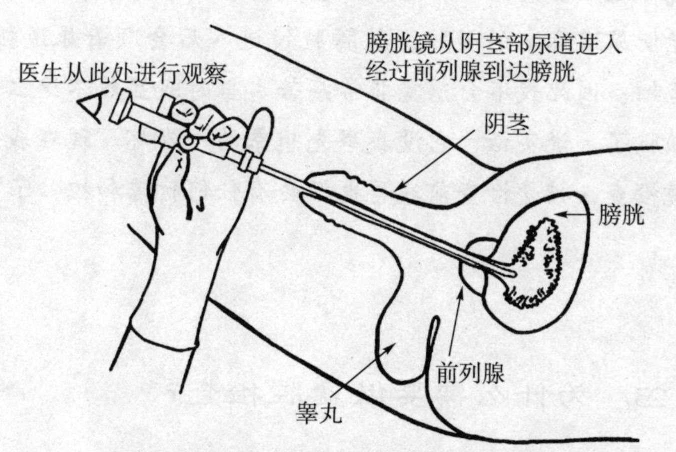

膀胱镜检查就是采用膀胱镜进行尿道与膀胱的检查

图3　膀胱镜，用于怀疑膀胱癌时检查膀胱内部情况

许多专门的器械被设计用来通过膀胱镜的通道进行操作。这些器械可以帮助泌尿外科医生完成活检、注射、碎石、肿瘤烧灼等一系列操作。而在膀胱镜检查发明之前，以上的操作需要在腹部做切口进行手术才能完成。

软膀胱镜是一种柔软、细小的膀胱镜，可以在门诊用来检查和随访，操作简易，不需要麻醉，但有一定局限性，很难用来活检或烧灼。通常只在门诊行软膀胱镜检查，如果需要活检、切除或者**逆行性肾盂造影**，则要在手术室进行。

单纯的膀胱镜检查风险极小。检查结束后，最初的几次小便时会有烧灼感，偶尔会有轻微的血尿。如果烧灼感和尿路刺激症状较重，则可能存在尿路感染，你应与医生联系。为了预防尿路感染，你的医生可能会给你开些抗生素让你在检查结束后口服。

“当我第一次看到膀胱镜时，我觉得不可能把那个仪器像医生说的那样放入膀胱。它看上去像个花园里的输水管。当然，医生最终说服了我，他需要对我进行这项检查，而且这个检查最好在门诊完成。他说他会在我尿道内注入能使尿道麻木的凝胶，软膀胱镜进入后会顺着尿道弧度前进，并且它比尿道细，因此我不会感觉非常痛苦。当时我显然不这么认为，但我最后还是屈服了。说实话，它没我事先想象的一半坏。现在我每三个月做一次膀胱镜检查，接受检查前我再也不会有任何犹豫和担心了”。

25. 为什么需要做盆腔检查？

盆腔检查是膀胱癌评估的重要组成部分，所以女性患者在初诊时均应接受盆腔检查。盆腔检查有助于确定肿瘤**分期**。医师将一只手放置于患者的腹部，另一只手的手指伸入阴道进行检查，这样能触及膀胱并且了解肿瘤是否浸润穿透膀胱壁。盆腔检查能同时检查子宫及卵巢。一些膀胱肿瘤实际上是宫颈癌、子宫癌或者卵巢癌侵犯至膀胱所致，因此治疗也不同于膀胱移行细胞癌。泌尿科医师如果在盆腔检查中有异常发现，通常会请妇产科医师进行会诊。

26. 我怎样判断自己的膀胱肿瘤是良性还是恶性?

当患者有血尿时，在门诊或手术室进行膀胱镜检查是非常重要的（第24问）。医师通过膀胱镜的观察如果发现明确的膀胱肿瘤，则需要在手术室进行手术**切除**（第38问）。有些时候在膀胱镜下看到一片炎性区域，不能判断良、恶性，此时需通过活检来证实病变的性质并明确病因。活检的组织将被送交病理科医师，并在显微镜下接受检查。在显微镜的帮助下，病理科医师能判断活检组织是正常膀胱细胞、恶性肿瘤、**炎症**还是良性肿瘤。如果病理科医师认为是肿瘤，他还会对肿瘤进行**分级**（高级别或低级别）。如果活检组织充分，病理科医师还会报告肿瘤浸润膀胱壁的深度。

27. 膀胱癌的诊断对我和我的配偶以及我们的关系会有什么影响?

人和人之间是不同的，每个人处理自己和他人关系的方式也各不相同，很难归纳出一个适用于处理所有患者和其配偶关系的方式。一般说来，膀胱癌有多个方面，而膀胱癌的治疗是最让你和你的配偶感到紧张的。大多数男性关心的是膀胱癌手术可能对勃起功能和排尿功能造成的影响，而女性则更关注于长期的生存。同时女性膀胱癌患者也非常担心治疗对其身体外观的改变，尤其接受回肠膀胱手术治疗之后。

当一对夫妻面临膀胱癌的挑战时，重新建立相互信任是非常关键的一步。夫妻之间可以通过语言或肢体上坦诚的交流来建立信任，如一个拥抱。若两人无法重新建立这种联系，常常会缺乏有效地沟通，这会使得两人的关系变得疏远，加大了相互支持的难度。

患者在倾诉对疾病的恐惧和保持自己的隐私之间需要把握微妙的平衡。任何一个极端（倾诉得太多或过于保持隐私）都会造成紧张情绪。男性有时因为害怕影响到他们的配偶而不愿表达出他们的担忧和害怕。他们通常隐瞒事实，因为他们不想让自己的配偶担心，或者认为他们的配偶无法承受这样的事情。如果你无法和配偶谈及这个问题，你可以将自己的恐惧和困惑告诉你的医生、好朋友、亲属或者有相同经历的人。患者应该向医生咨询，问问有无类似的膀胱癌患者愿意交流病情，或者问问你所在的地区有无膀胱癌支持组织。

面对这些威胁生命的疾病是艰难的，但是通过坦诚的沟通和互相支持，可以让家庭关系更紧密、可以重新安排自己生活、可以促进生活向更健康的方向转变。

“当医生告诉我我得了膀胱癌时，我几乎失去了知觉。离开医院后，我仍需要去上班，但我根本不记得我那天做了些什么事。我一直在思考怎么告诉我妻子我得了癌症，因为她的父亲死于肺癌。尽管医生告诉我通过腔内治疗会获得很好的效果，我仍不敢告诉她。花了两周时间我才告诉她真相。起初我告诉她医生还需要做一些检查来确认，最后我鼓起勇气告诉她我真的得了膀胱癌。她试着表现得很轻松，但是我能看得出一切都是装出来的。她立刻去上网查找关于膀胱癌的相关信息。她花了很长时间才认识到我所需要接受的膀胱腔内化疗与她父亲当时接受的化疗有很大的不同。接下来她与我一同去见了医生，之后我们都感觉好多了。从医生那里她了解了一些相关问题，对于我不需要接受像她父亲那样的化疗让她感觉放松多了”。

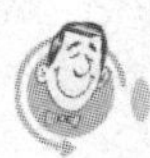

28. 诊断为膀胱癌后我觉得沮丧和焦虑，这正常吗？我怎样才能回到正常的生活中？

膀胱癌的诊断对绝大多数人都是很严重的打击。对大多数患者来说，尿中带血是唯一的征象和症状。肉眼血尿是很明显的警示，提醒患者尽快去医院就诊。然而，镜下血尿却常无法给患者提示，往往无法及时就诊。大多数膀胱癌患者，特别是分期较低的膀胱癌患者，通常来说自我感觉一切正常，没有任何症状。有些时候会表现为尿频，但是很容易被忽视。面临这样突如其来的打击，他们会感到恐惧、愤怒、困惑和沮丧。一开始，大多数人不能积极面对，不能及时地收集信息、决定治疗方案。许多患者会产生挫败感及负罪感、脱离社会、感觉自己被惩罚、对那些曾经给自己带来很多乐趣的活动不再感兴趣，终日以泪洗面。有些患者感到绝望和无助，甚至产生自杀的念头。这些都可能是严重抑郁的表现，你需要立即与医生进行交流。有时候，当面临这种潜在的无法控制的局面时，你可能需要一些帮助让你重新回归正常生活，并做出正确的治疗决策。永远不要害怕去寻求帮助。

29. 什么是肿瘤分级？

病理医生根据肿瘤细胞在显微镜下的形态进行分级。如果肿瘤细胞接近正常细胞则为**低级别**，细胞具有强的侵袭性则为**高级别**。低级别比高级别肿瘤预后要好。病理医生对肿瘤组织的分级用Ⅰ、Ⅱ、Ⅲ级来代替高级别和低级别的说法。通过肿瘤分级可以预测患者肿瘤进一步的发展情况。6%的Ⅰ级肿瘤、52%的Ⅱ级肿瘤和82%的Ⅲ级肿瘤会进展为浸润性。

通过尿液细胞学检查很难对肿瘤进行Ⅰ、Ⅱ、Ⅲ级分级，因此许多病理医生简单地报告为高级别或低级别肿瘤。

30. 膀胱癌有哪些不同的分期?

病理医生除了对膀胱肿瘤进行分级外，还会对肿瘤进行分期，判断肿瘤侵及的范围，评估肿瘤是否有播散出膀胱外的可能性（图4)。病理医生会观察肿瘤侵犯膀胱壁的深度，如果肿瘤细胞局限于膀胱壁的第一层(尿路上皮层)，则为浅表型，如果肿瘤细胞穿透了上皮层浸润至膀胱壁深部的肌层则为浸润型。

T代表原发肿瘤

Tx	原发肿瘤无法评估
T0	无原发肿瘤证据
Ta	非浸润性乳头状癌
Tis	原位癌，肿瘤局限于膀胱黏膜
T1	肿瘤侵入膀胱黏膜下组织
T2	肿瘤侵犯肌层
T3	肿瘤侵犯膀胱全层，穿出膀胱
T4	肿瘤侵犯以下任一器官或组织：前列腺、子宫、阴道、盆壁和腹壁

N代表淋巴结，反应盆腔淋巴结受累情况

Nx	盆腔淋巴结无法评估
N0	无盆腔淋巴结转移
N1	单个淋巴结转移，且淋巴结最大径≤2cm
N2	单个淋巴结转移，最大径2~5cm，或多个淋巴结转移，最大径<5cm

N3	一个或多个淋巴结转移，最大径≥5cm

M 代表**转移**，代表盆腔外肿瘤的播散情况

Mx	远处转移无法评估
M0	无远处转移
M1	有远处转移

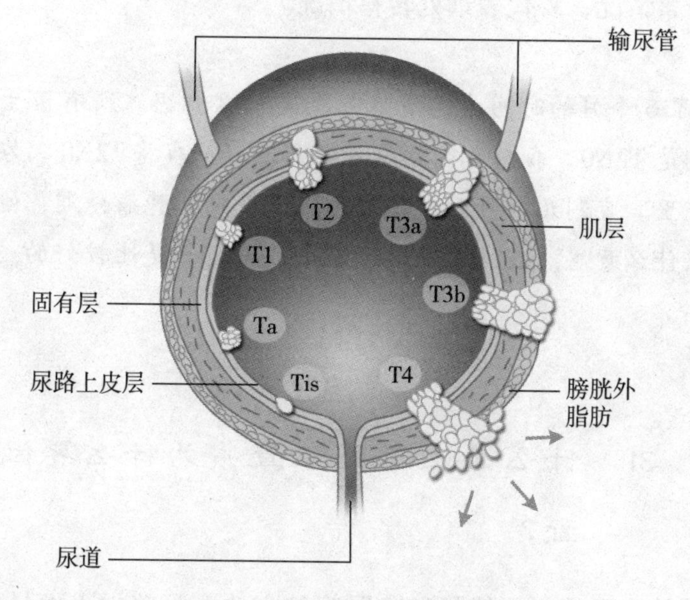

图4　各种分期的膀胱肿瘤

肿瘤的 T、N、M 分期确定后，将这些信息综合在一起，称为综合分期，分为4期，分别用罗马数字Ⅰ～Ⅳ表示。详细信息可参考 American Joint Committee on Cancer.（2002）. Urinary bladder. In AJCC Cancer Staging Manual（6th ed.，pp. 335－340）. New York：Springer－Verlag。

肿瘤的分期对决定治疗方案非常重要。膀胱壁的黏膜层和肌层之间有一个很好的屏障。如肿瘤局限于这个屏障内，往往可通过**经尿道膀胱肿瘤电切术**（transurethral resection of bladder tumor，TURBT）完整切除肿瘤（第38问）。如果肿瘤侵袭性强，会穿透这层保护性的屏障，侵犯至膀胱

壁外或转移至其他器官或淋巴结。肿瘤一旦穿透黏膜层，单纯的膀胱镜电切往往不能完全切除肿瘤，可能需要进一步的治疗，如手术、化疗或者放疗。医生会根据肿瘤的侵犯程度和患者的身体状况制订相应的治疗方案。

多年以来，各种分期系统被应用于肿瘤分期。为了避免不同分期系统之间的混淆，世界各国的医生共同开会制订出新的肿瘤分期系统，可以适用于所有的实体肿瘤。这就是**TNM 分期**法。字母 T 代表肿瘤大小，N 代表淋巴结受累情况，M 代表远处转移情况。

“我花了 6 个月的时间才搞清楚分期是什么意思。所有医生都告诉我膀胱癌分期是 T2N0。我想这究竟是好还是不好？我将 T2N0 写在纸上并装在我的钱包里。直到几个月后，我给我儿子看我的肿瘤分期，他帮我查询它究竟代表什么意思。我终于知道，这个分期还算是比较好的。”（S. R. 68 岁）

31. 什么是上尿路检查，为什么要做这些检查？

上尿路检查是用于评估肾和输尿管的方法。膀胱内表面是尿路上皮，输尿管及肾内表面同样也是由尿路上皮组成。因此肾和输尿管也是移行细胞癌潜在的发生部位。做哪些检查取决于你的医生的习惯和该医院的设备。即使上尿路检查是**阴性**的，你仍需要定期复查。低级别膀胱肿瘤患者一生中上尿路肿瘤发病率约为 2%，而高级别肿瘤和广泛原位癌患者一生中上尿路肿瘤的发病率高达 40%。

（1）**超声**检查是最容易进行的检查，也是首选的初步检查。超声检查的原理是：发射超声波，通过测量身体内部器官反射的回声形成超声图像。超声检查也可用于产科，形成胎儿的超声图像。超声没有放射性。超声图像对肾肿瘤、结石及输尿管堵塞引起的**肾盂积水**诊断效果很好。它对输尿管或肾盂的内较小肿瘤显示效果不是很好，除了超声检查以外还需要行其他检查。

（2）**静脉肾盂造影**（intravenous pyelogram，IVP）是一种可以显示肾大体轮廓的X线检查，对**集合系统**的显像比超声效果要精细。X线造影剂**经静脉**注射入体内，几分钟后肾会过滤和浓缩造影剂，在X线下显影，显示出肾及肾盂的形态。集合系统内的一个小肿瘤或结石在图像上显示的是一个黑色区域（造影剂缺损）。除了肾功能不好和对静脉造影剂过敏的患者，几乎所有患者都能安全地接受此项检查。

（3）CT扫描指使用X线扫描体内器官，并重建出精细的图像。CT一次扫描相当于完成多个X线检查，并且使用计算机把所有图像整合在一起形成你所看到的图像。当给患者做肾CT扫描时，一般需要扫描2次，第1次扫描没有使用造影剂，该检查可检出所有的肾结石。第2次扫描使用造影剂，可以显示肾实质或者集合系统内的肿瘤，与静脉肾盂造影类似，但是能提供更加详细的信息。CT扫描非常适合检查肾和集合系统内的肿瘤。除了能更好地观察肾和输尿管，CT还可以显示整个腹部和淋巴结情况，帮助判断是否有转移和别的疾病。在过去的几年里，CT扫描的价格已经大大下降，用于检查的机器数量也大大的增加，CT已成为最普遍的上尿路检查手段之一。

与静脉肾盂造影一样，CT扫描检查肾脏及输尿管时，也需要静脉注射造影剂。肾病患者和对造影剂过敏的患者最好采用不需要造影剂的检查，如**磁共振成像**（MRI）或逆行性肾盂造影。

（4）肾脏MRI检查开展较晚，相对来说是个较新的技术。MRI技术利用磁场排列人体内的分子方向，当磁场消失分子返回至原来的随机方向。在分子回归至原来状态的过程中，会发出微弱的电信号而被MRI仪器探测到。这些信号处理后能形成非常精细的图像。MRI在某些情况下可能比CT更有优势，但通常不认为MRI明显优于CT扫描。因为它的成本更高并且很多医院没有配备MRI，因此它不是常规的上尿路检查。如果体内有外科植入物，如脑动脉瘤夹、耳蜗植入物、胰岛素泵或别的装置，不适合行MRI检查。同样，如果体内有子弹碎片和炮弹碎片也不宜接受MRI检查。MRI和CT扫描的仪器外形相似，但是噪声较大，幽闭恐惧症的患者可能无法接受该检查。MRI的主要优势之一就是肾疾病或对造影剂过敏的患者可以安全应用。

（5）逆行性肾盂造影检查通常在手术室或者设备较齐全的门诊由泌尿外科医师完成。检查中泌尿外科医师首先插入膀胱镜，向输尿管开口插入一个导管，从导管内注射造影剂，充满输尿管和肾盂，然后行X线检查，会很详细地显示上尿路情况。不需要静脉注射造影剂，非常适用于对造影剂过敏或因肾疾病不宜行静脉注射造影剂的患者。在所有的检查中逆行性肾盂造影对上尿路的显示仅次于输尿管镜检查。虽然它能提供很好的图像，但是需要麻醉，需用到较多的设备，因此常用于不宜使用静脉造影剂或者其他检查有异常的患者。

（6）输尿管镜检查从技术角度来看并不是真正的“上尿路检查”，而是一个手术，能给我们提供最明确的检查结果。**输尿管镜**和膀胱镜类似，但是比膀胱镜细。在手术室，泌尿外科医师使用输尿管镜小心地从输尿管膀胱开口进入输尿管，从而能够观察输尿管内部的情况，然后轻轻的向上移动输尿管镜直至到达肾。和膀胱镜一样，输尿管镜有硬镜和软镜之分。输尿管软镜能看到集合系统几乎所有较深的角落，同时可以对可疑的地方行活检，然后送**病理**分析。

虽然输尿管镜是观察集合系统最好的手段，但是需要麻醉，且肾脏及输尿管有损伤的风险。因此一般上尿路检查有异常，需要进一步确认的患者才会接受此项检查。

32. 什么是荧光膀胱镜检查？

常规的膀胱镜检查常常难以发现原位癌。若高度怀疑原位癌，泌尿外科医师会钳取活检标本，然后送病理检查，以期通过随机活检捕获原位癌。新的技术使得原位癌的检出率显著升高，通过特殊的荧光膀胱镜发出荧光可以帮助判断可疑部位。一种被称为**光敏剂**的化学物质经尿道注射入膀胱后，会被原位癌细胞吸收。当荧光照射到被光敏剂致敏的细胞时，细胞会发出荧光，从而使其很容易被识别。这项技术能使原位癌的检出率从大约70%提高到97%，但是它还没有得到广泛应用。

此技术应用早期，光敏剂是从静脉注射的，有明显的**副作用**，皮肤会和肿瘤一样吸收光敏剂从而致敏，患者需要避免光照。这个副作用严重限制了它的使用。新的光敏剂从膀胱内注入，不会被系统所吸收，因此不会使皮肤对光线**过敏**，并且总的毒性很小。

33. 尿细胞学检查有何作用？

尿细胞学检查应用非常广泛，主要用于对血尿患者进行膀胱癌的筛查，同时也用于监测膀胱癌患者经治疗后是否复发。总的来说，尿细胞学可以检测出40%~60%的膀胱癌患者，其敏感性与肿瘤的分期、分级以及肿瘤的部位相关。对于低分期、低分级的膀胱肿瘤，尿细胞学阳性率为25%~40%。随着肿瘤分期、分级的增加，检查的敏感性会逐渐增高，尤其是原位癌敏感性最高。连续送检3次样本可以增加其检出率。

当存在以下情况时，尿细胞学的敏感性会下降，如泌尿系统感染、膀胱结石、肾结石、既往卡介苗治疗或膀胱灌注化疗史。这些情形都可导致炎症或是膀胱细胞异型增生，从而干扰尿细胞学检查结果。

34. 我的尿细胞学检查结果是阳性的，但随后的一些检查结果是阴性的。我需要为此担心吗？

这就是通常所说的“假阳性”检验结果，本应是阴性却出现了阳性结果。任何医学检查都有一定的假阳性率（通常比较低）。但是对于尿细胞学检查来说，问题关键在于没有检查手段能够完全确定肿瘤不存在。也许肿瘤是存在的，但却没有被发现。有时肿瘤会隐藏在输尿管、肾等不容易被发现的地方。有时病变区在膀胱镜下看起来是正常的，如原位癌，而实际上隐藏着很严重的病变。因此，永远不要忽视任何一次阳性的尿细胞学检查结果。近80%尿细胞学检查呈阳性但其他检查是阴性的患者最终被发现确实患有泌尿系统恶性肿瘤。

建议当前对尿细胞学检查呈阳性但其他检查是阴性的患者6～8周后再复查尿脱落细胞。如果复查尿细胞学结果是阴性的，则暂时不需要进一步检查。如果复查结果仍是阳性的，那么就有必要对患者进行更详细的检查，这种情况下大多数患者最终会被检查出恶性肿瘤。泌尿外科医生可能会建议进行随机活检以排除原位癌，因为其尿细胞学检查阳性率较高。为了筛查上尿路肿瘤，有时需要分别收集来自两侧输尿管的尿液进行检查。最后，有必要排除来自邻近器官如结肠、子宫的恶性肿瘤，这些肿瘤偶尔也会引起异常的尿细胞学检查结果。

35. 除了尿细胞学检查，还有其他手段可以检测膀胱癌吗？

尽管很久前尿细胞学检查已经成为筛查膀胱癌和监测肿瘤复发的金标准，但还远不够完美（第33问），很多人致力于发掘更佳的检测手段。到目前为止，至少有另外4种标志物可用于膀胱癌的检测，但其中任何一个与尿细胞学检查相比均没有明显的优势。除了以下4种标志物，很多新的检测手段正处于研发阶段。下面所列的就是目前已应用于临床的4种标志物：

NMP22：NMP22（Matritech，Newton，MA）是一种膀胱细胞发生癌变时产生的变异蛋白。筛查尿液中该变异蛋白的检测技术已经被研发出来；70% ~80%的膀胱癌患者检测结果是阳性的，但所有阳性结果中只有64%是真正患有膀胱癌。未被证实患膀胱癌而检测结果是阳性，我们称为“假阳性”。单纯的膀胱炎症即可导致高假阳性率，从而限制了它的应用。

BTA：BTA（Polymedco，Cortlandt Manor，NY）是另一种存在于膀胱癌细胞而不存在于正常细胞中的蛋白质。目前临床上已经可以检测尿液中的BTA。该检测手段可以检出50% ~80%膀胱癌的患者，但其假阳性率与NMP22相当，从而限制了它的应用。

ImmunoCyt：ImmunoCyt能同时检测三种不同蛋白质。在不同研究的报道中，它对膀胱癌检出率从40% ~100%不等。假阳性率比NMP22法或BTA法低了20%左右。

FISH：FISH即荧光原位杂交法（Uro Vysion kit，Visys，Inc. /Abbot Laboratories，Downers Grove，IL）。这个检查能直接检测细胞的DNA，从而发现恶性肿瘤细胞。在显微镜下，恶性肿瘤细胞会像一个霓虹灯一样发光。它比常规的尿细胞学检查检出率更高（FISH 73% vs 尿细胞学63%），而其假阳性率几乎为0。它甚至可能比膀胱镜检查提前一年发现肿瘤。并且它不像尿脱落细胞学检查一样会受卡介苗或丝裂霉素C **膀胱灌注治疗**的影响。这是一个令人振奋的全新检测手段（2004获美国FDA批准通过），其在膀胱癌的诊断和处理中的应用，仍需进一步深入研究。

36. 我该如何选择泌尿外科医生和肿瘤科医生？

一旦被确诊为浸润性膀胱癌，你应尽早选择从事膀胱肿瘤常规诊疗的泌尿外科医生和**肿瘤科医生**为你进行治疗。以下是你选择医生时应考虑的一些因素。

能力：你应该选择一个富有相关专业知识并能熟练运用的医师。

技术：如果你考虑接受根治性**全膀胱切除术**，应该选择一个手术经验丰富的医生。根治性全膀胱切除术是一种复杂的、耗时的手术，有些泌尿外科医生很少甚至从未做过这个手术。古话说，“熟能生巧”，此处亦是同理。另外，如果你希望接受原位新膀胱术作为尿流重建的方式，应确认手术医生对该类手术非常熟练。原位新膀胱术增加了手术的复杂程度，并不是所有的泌尿外科医生都接受了相关的培训。泌尿外科医生应当清楚自己实施该手术**并发症**的发生率，而不是仅仅泛泛地引用别人发表的文献。同时愿意与你讨论这些手术的相关问题。

同情心：“癌症”是一个让人恐惧的字眼，你需要一个能够充分理解这点并愿意耐心帮你制订最佳治疗方案的医生。对于医生的同情心没有很好的评价标准，有时候需要相信你第一次见到医生时的直觉。

平易近人：当你参与膀胱癌的诊疗计划决策过程时，你会期望医生能够确切、及时地回答你的问题。诊断和治疗的延误只会增加患者的焦虑情绪。

“我的第一个泌尿外科医生是我的社区医生介绍的。他总是忙个不停。一天，他简单地告诉我，“你被确诊膀胱癌了，护士会打电话通知你什么时候来医院手术。”然后在一叠纸上签了字，就完事了。我告诉我的社区医生我对此有多么的失望，然后他又重新给我安排了一个我非常喜欢的女泌尿外科医生，她把所有的事情安排得如此妥当，让我和我丈夫感到很满意。我真希望先遇到的是她。”（L. R.，66岁）

37. 我还需要去咨询其他的医生吗？

有时候你会觉得还需要听听其他医生的建议。你可能对被推荐的治疗方案有疑问，或者担心有其他的治疗方案没有被告知。如果你觉得没有得到足够多的信息，如果你对泌尿外科医生或是肿瘤科医生的所推荐的治疗方案不太满意，那么你完全可以再去咨询其他的医生。

如果你的医生对推荐的治疗方案有足够的自信，当你提出需要咨询其他医生的意见，他不应为此感到气愤。如果他真的生气了，那么说明你确实有必要去听听其他医生的建议。一般说来，你的医生会希望你向他反馈别的医生的建议，尤其是别的医生与他的建议不同时。大多数患者获得其他医生的建议后会再次和首诊医生讨论，尽管他们并没有义务这样做。

最后，最重要的是在开始治疗之前，你一定要对治疗方案满意。不管你选择的是哪种治疗方式，你需要确定为你治疗的医生所接受的培训与个人经验是否能满足你所选择治疗方式的要求。尽可能地了解你所选择的泌尿外科医生、肿瘤科医生或是放疗医生，知晓他们治疗的成功率、失败率、并发症的发生率。如果你咨询了其他医生，可以将他们的成功率相比较，找出最适合你的治疗方案。

作为医生，我们经常会引用发表在权威医学杂志上的大型研究的结果来说明某项治疗的安全性和有效性。但从患者的角度来看，最重要的是给你提供治疗的医生的治疗结果。如果你觉得这方面的信息有所缺乏，那最好再听听其他医生的建议。

有的患者对咨询别的医生有所顾虑，他们担心这样会冒犯到自己的医生。而实际上，每个称职的医生都应该能理解你所面临的艰难决定，都希望你能对自己的每一个治疗决定满意。事实上，大多数医生会帮你复印病理报告、病历、检验报告、X 线检查结果，以方便你向别的医生咨询。有些地方，医生甚至会为你推荐其他更高水平的医生。你咨询的其他医生最好与首诊医生不是同一团队的，这样可以保证客观性。但是当你没有更多选择时，你需要相信每个医生都会独立地给出他真实的建议，不掺杂任何友情和同事因素。

第三部分 膀胱癌的治疗

讨论膀胱癌治疗方式的选择

什么是经尿道膀胱肿瘤切除术（TURBT）?

经尿道膀胱肿瘤切除术有哪些风险?

什么是围手术期化疗?

更多……

38. 什么是经尿道膀胱肿瘤切除术(TURBT)?

要完成该手术需要专门的膀胱镜，经过改装后能用来切除肿瘤。这种专门的膀胱镜称作**电切镜**，与膀胱镜使用方法类似，从尿道进入膀胱进行操作。电切镜头部连接有金属环可以前后伸缩（图5）。

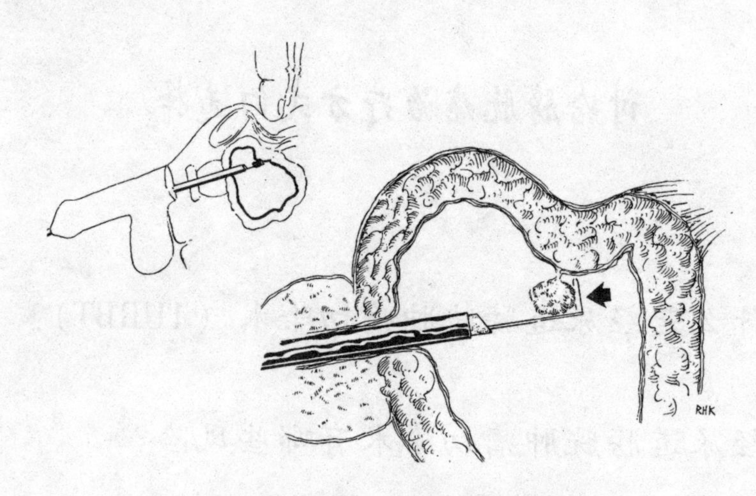

图5　电切镜，用于经尿道切除膀胱肿瘤或取活检。

金属环通过微量的电流后，能够进行组织的切割。同时，金属环还可以烧灼组织，达到止血作用。退出金属环后，肿瘤的碎块可以被冲洗出膀胱。切除的组织块被送交病理科医生在显微镜下进行观察，以判断是良性还是恶性。制备、观察病理切片通常会需要几天的时间。

对于浅表性膀胱癌，经尿道膀胱肿瘤切除术可以达到治愈的效果，这里的治愈指肿瘤被完全切除。对于那些已经侵及膀胱肌层的膀胱癌，经尿道膀胱肿瘤切除术可以提供肿瘤侵犯深度的证据，但治疗常常是不彻底的，还需要联合其他的治疗手段（如手术、化疗、放疗等）。

大多数接受经尿道膀胱肿瘤切除术的患者术后并不需要住院。留在医院还是回家取决于手术当中所切除肿瘤的量以及术后尿液的颜色。这两个因素也决定了术后是否需留置导尿管以及需要留置多长时间，通常需要留置几天。

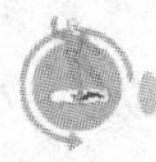 39. 经尿道膀胱肿瘤切除术有哪些风险？

通常认为，经尿道膀胱肿瘤切除术是风险较小的手术。它常常以**日间手术**的形式进行，手术后不需要在医院过夜。但如其他任何需要麻醉的手术一样，都存在麻醉意外的风险。如果合并有哮喘、**慢性阻塞性肺疾病**（常由吸烟所致，表现为呼吸困难、气喘、慢性咳嗽的进展性疾病）、**心血管疾病**等情况时，手术风险会增加，总的说来这个手术的风险仍是比较低的。

与TURBT操作直接相关的风险较小，主要包括出血、感染和膀胱穿孔。手术前必须停用抗凝药，如阿司匹林、华法林、波利维等常用于心血管疾病的药物。因此，在手术前必须向医生咨询，清楚需要停服哪些药物。

- 出血是最常见的风险。膀胱的血供很丰富，这使得它术后很容易迅速愈合。但同时，丰富的血供也导致围手术期很容易出血。TURBT术后，尿液几乎都有不同程度地发红。大量喝水后尿液会变清，是尿液被稀释的结果。少数情况下，膀胱内会形成血凝块，堵塞尿道。这时需要留置导尿管并以生理盐水持续冲洗膀胱直至出血明显减少。在最近的一项研究中，2821例行TURBT的患者中有78例（2.8%）发生术后出血，96例（3.4%）需要输血。排尿或排便用力、剧烈咳嗽、手术后提重物等都可能增加出血的概率。

- 尽管可能性较小，TURBT术后偶尔还是会发生泌尿系感染。为了降低感染风险，手术时通常会使用抗生素。对于感染风险较高的患者，手术后可能需连续数天使用抗生素。大多数泌尿系感染患者可以通过在家口服抗生素治愈。极少数情况下，当感染很严重时，需要到医院接受静脉抗生素的治疗。一般来说，泌尿系感染初期很难诊断，因为手术也可引起与泌尿系感染相同的尿路刺激症状。如果症状加重或改善缓慢，或是伴有发热、尿色变浑等，应及时就诊。

• 膀胱穿孔通常发生在电切肿瘤时，可能将膀胱全层切穿。在前面提及的2821例行TURBT的患者的研究中，有1.3%（36例）发生小的膀胱穿孔。膀胱穿孔常常在医生努力想彻底切除膀胱肿瘤而切得很深时发生。为了让病理医生明确肿瘤浸润程度，有时切除范围必须包括部分膀胱壁。小的穿孔可以很快自行愈合。在穿孔愈合前，不要拔除导尿管，通常需要留置数天时间。较大的以及持续漏尿的膀胱穿孔可能需要行开放性手术修补。肿瘤较大或多发的患者更容易发生此类并发症。

• TURBT操作时需要患者双腿抬高固定在架子上，这个体位称为截石位。该体位最有利于电切镜的操作。有时，这种体位会使局部敏感部位受压，导致皮肤起水泡或麻木，通常不需治疗，可自行愈合。

40. 什么是围手术期化疗？

围手术期化疗指在经尿道膀胱肿瘤切除术后立即灌注一种膀胱化疗药物，通常在手术室或复苏室进行。传统做法是，手术后2~3周，待膀胱创面愈合以后给予膀胱灌注治疗。然而最近十年的研究显示在TURBT术后立即给予单剂量化疗是有益的，原因可能为这种治疗可以杀死TURBT术后游离于膀胱内的肿瘤细胞，防止其植入膀胱。

41. 哪些患者应该进行围手术期化疗？

这个问题目前仍有争议。基于目前的研究结果，大多数专家建议除非术中发生膀胱穿孔，所有患者均应接受围手术期膀胱灌注化疗。所有灌注化疗药物的效果类似。应当指出的是，尽管国际上绝大多数专家认为围手术期化疗是有益的，但美国的很多泌尿外科医生对此保留意见，有些专家觉得这种疗法获益有限，并不推荐它的使用。因此，如果你希望接受围手术期化疗，需要在术前和你的医生对此进行讨论。

42. 什么是光动力学疗法?

光动力疗法（photodynamic therapy，PDT）是一种在膀胱内应用激光杀死膀胱肿瘤细胞的新型治疗手段。首先需通过静脉给患者注射一种特殊药物，其在肿瘤细胞中的吸收多于正常细胞。静脉注射药物后，向膀胱内置入光源发出激光，药物与激光发生化学反应，产生一些细胞毒性物质，杀死细胞。由于肿瘤细胞吸收的药物显著多于正常细胞，使得肿瘤细胞更容易杀死，从而起到治疗作用。

43. 哪些患者应接受光动力疗法?

光动力疗法（PDT）是一种还在发展中的新型治疗手段。目前该治疗仅用于卡介苗膀胱灌注治疗失败后肿瘤复发的患者。新的致敏剂可以显著提高其疗效。一项研究发现，在 3 个月的随访时间内，84% 的卡介苗抵抗的乳头状瘤患者和 75% 的原位癌患者获得了完全缓解。在 4 年的中位随访期中，34 个完全缓解的患者中 31 个仍无肿瘤复发的迹象。

在光动力治疗成为主要治疗方式之前，仍需经过大型的长期随访的临床试验。目前的早期研究结果显示其具有良好的应用前景。

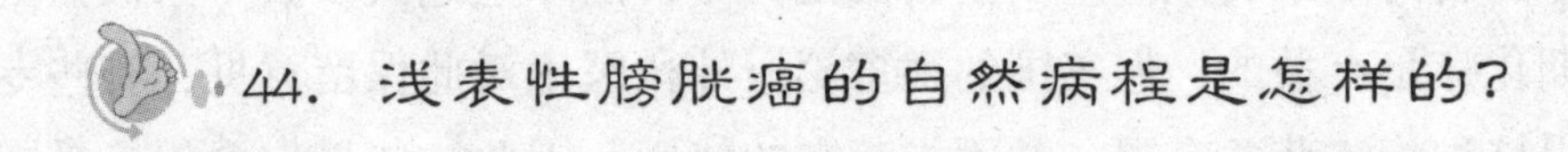

44. 浅表性膀胱癌的自然病程是怎样的?

浅表性膀胱癌是易复发、有进展潜能的疾病。大多数研究显示，高分期、高分级患者较低分期、低分级患者易复发（第29、30问）。大约一半的最低分期、分级肿瘤（Ta期，Ⅰ~Ⅱ级）会复发，多数发生在治疗后的最初3个月内。而原位癌患者70%会复发。多发肿瘤或巨大肿瘤也更易复发（高达80%）。只有2%的Ta期、Ⅰ级膀胱肿瘤（最低分期及分级的浅表性膀胱癌）会进展为侵袭性更强的肿瘤，而T1期、Ⅲ级膀胱肿瘤（最高分期及分级的浅表性膀胱癌）则差不多有一半会进展为更高分期。

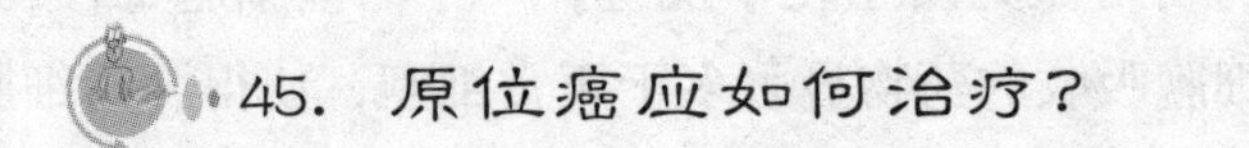

45. 原位癌应如何治疗?

目前，原位癌需要接受卡介苗膀胱灌注治疗（第35问）。大多数原位癌仅靠电切手术治疗是不够的，因为原位癌往往倾向于散布整个膀胱。标准的卡介苗灌注方案对60%~70%的原位癌有效。这意味着还有30%~40%的患者对标准的卡介苗治疗方案是无效的。此时大多数专家建议进一步治疗。有的建议行两个疗程的卡介苗治疗，有的建议持续3年的卡介苗治疗，并且每3~12个月行尿细胞学检查。同时，定期复查膀胱镜，任何可疑的病灶均需要取活检，送病理检查。

卡介苗灌注治疗无效的患者可以尝试使用其他药物进行膀胱灌注治疗，包括干扰素联合卡介苗，或者联合吉西他滨、戊柔比星等其他化疗药治疗。如果有条件，也可以考虑光动力疗法（第42问）。最后，如果各种膀胱灌注治疗方法应用后原位癌持续存在，应该考虑行膀胱根治性切除术。

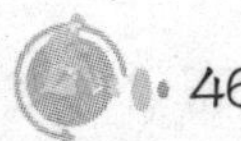

46. 脐尿管癌应如何治疗?

脐尿管癌的最佳治疗方案尚未明确，因为它并不常见。发生转移的患者首先考虑化疗。无转移证据的患者，通常可行膀胱部分切除术，切除范围包括肿瘤、脐韧带周围的膀胱组织，连带肚脐在内。除了手术以外，大多数患者术后需接受化疗。目前对最佳化疗方案尚未达成共识，但脐尿管癌似乎对结肠癌的化疗药物比对传统的膀胱癌化疗药物更敏感。未转移的患者5年生存率约为50%。很多脐尿管肿瘤患者适合入组**临床试验**（第96问）。

47. 还有其他有效的补充或替代治疗吗?

大多数替代治疗方案都未经过系统研究，因此很难推荐用于某种特定的治疗。补充一些食物如牛或鲨鱼的软骨常被宣传有抗癌作用，但目前尚没有可信的研究能证明其疗效。也可尝试使用草药治疗，但同样没有很好的研究来证实其有效性。这些治疗手段可能会比较昂贵，其风险尚未可知。作为有效的抗癌手段，其首先应该能杀死癌细胞。如果一种药物能强有力地杀死癌细胞，那它肯定能很轻易地杀死正常细胞，很可能就有严重的副作用，因此要警惕那些宣称没有任何副作用的疗法。此外，如果你正在服用医生给你开的处方药物，应特别注意草药和处方药物潜在的药物相互作用。

最后，我们郑重建议您在考虑接受支持治疗，尤其是饮食支持治疗和草药治疗时，一定要小心谨慎、运用常识。美国国立卫生研究院（National Institutes of Health，NIH）的网站上有一些有关于补充性、支持治疗药物的信息，并可链接到其他资源，网址是：http://nccam.nib.gov/。

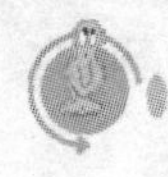

48. 如果我被诊断为浸润性膀胱癌，是否有必要马上寻求治疗？

一旦你被诊断为浸润性膀胱癌，立即治疗是非常重要的。膀胱癌的治疗目标就是在癌细胞扩散出膀胱之前阻止其继续发展。只有在手术能切除所有的肿瘤时才能达到治愈。如果肿瘤已经扩散至膀胱外，哪怕是显微镜下才能看到的量，那么单纯的手术治疗就不足以治愈肿瘤。治疗的延误会增加肿瘤扩散至膀胱外的风险。

在手术之前仍需进行几项检查。这些检查是为了明确肿瘤是否局限于膀胱以及患者的身体状态是否能够很好地耐受手术。这些检查通常可能要花2~3周的时间。术前检查所花的时间当时是越少越好，目前普遍认为最好在诊断浸润性膀胱癌6周内接受手术治疗，以减少肿瘤转移的风险。如果你推迟术前评估，会明显延长术前的时间。无论如何，时间是影响治疗效果的重要因素。

第四部分 膀胱灌注治疗

详细介绍膀胱灌注治疗的细节

什么是膀胱灌注治疗？

台疗性膀胱灌注与预防性膀胱灌注有何不同？

十么是免疫治疗？

更多……

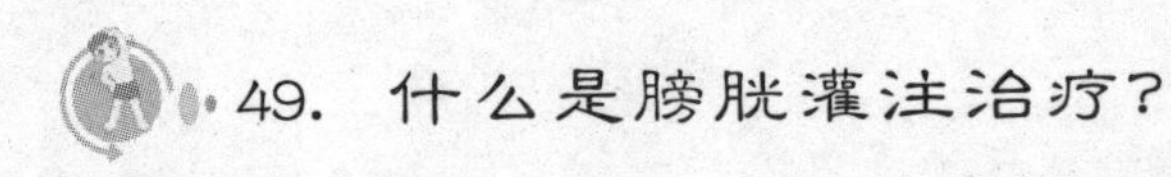

49. 什么是膀胱灌注治疗？

膀胱灌注治疗是直接作用于膀胱壁的一种膀胱癌的治疗手段。它可以是**免疫治疗**（通过激活机体自身免疫系统来治疗疾病的一种治疗方法），也可以是化疗。最常用的免疫治疗方法就是卡介苗，可以同时联合干扰素，也可不联用。化疗可以选择丝裂霉素、噻替派、多柔比星、表柔比星、戊柔比星等。这些具有潜在毒性的药物均可通过导尿管直接灌注入膀胱，仅作用于膀胱壁表面而不会接触身体的其他部位（第51、64问）。

50. 治疗性膀胱灌注与预防性膀胱灌注有何不同？

膀胱灌注治疗用于杀死可见的肿瘤细胞时是治疗性的。有些患者经尿道膀胱肿瘤切除术时由于肿瘤部位、范围等原因不能完全切除。膀胱灌注治疗用于这些患者，可以杀死残存的肿瘤，因此称为治疗性的。当其用于治疗膀胱原位癌时也被认为是治疗性的。

许多患者在经尿道膀胱肿瘤切除术时已经完全切除了肿瘤病灶，但仍需接受膀胱灌注治疗。这类治疗的目的则是**预防性**的（防止新发肿瘤的生长）。大多数专家认为这种治疗实际上不是预防新发的肿瘤，而是除去肉眼看不见的微小肿瘤，阻止继续生长。

51. 什么是免疫治疗？

免疫治疗利用我们自身**免疫系统**来攻击癌细胞。免疫治疗可分为两类：主动性和被动性。被动性免疫治疗指医生直接给予患者免疫细胞或免疫分子，不需要患者自身免疫系统的参与。主动免疫通过激活患者自身免疫系统来攻击癌细胞。

将来免疫治疗可能能够完全避免化疗、放疗的毒副作用，应用于一系列不同类型的癌症。对大多数癌症来说，这种治疗还是非常新的，研究工作仍在进行当中。对于膀胱癌，有一种叫卡介苗（BCG）膀胱灌注的免疫治疗方法，已经使用了许多年，收到了相当不错的疗效。

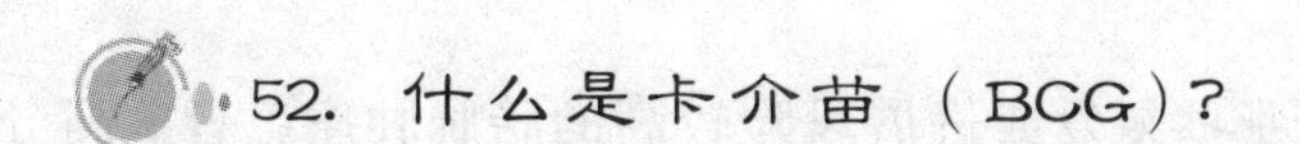

52. 什么是卡介苗（BCG）？

卡介苗（BCG）就是预防结核用的疫苗，是20世纪20年代发明的。在许多国家现在仍用于结核的预防。卡介苗是**减毒的**（在效价、数量或者程度上减少、减弱；就细菌、病毒而言是指减弱病原微生物的感染力）活的结核杆菌。它的毒力很弱不至于引起结核感染，但可以激活免疫系统。当作为疫苗使用时，可以刺激机体产生针对结核杆菌的抗体，从而保护大多数人免患结核病。

卡介苗所激发的**免疫反应**可以杀死膀胱癌细胞，其原因仍未完全明了。结核杆菌附着于尿路上皮并被免疫系统所吸收，接着免疫系统开始激活并消灭膀胱中的癌变细胞。

因为卡介苗是活的细菌，所以它不可以用于**免疫功能不全**（一种免疫系统不能正常发挥功能的状态）的患者，也就是说，器官移植受体、艾滋病毒感染患者、服用强的松的患者或者存在任何抑制免疫系统的情况的患者均不可使用卡介苗。因为免疫功能不全的患者如果使用卡介苗，极有可能会患结核病。卡介苗也不可以给有明显肉眼血尿的患者使用，因为结核菌极可能吸收入血。

53. 哪些患者需要使用卡介苗？

只有在已经接受了经尿道膀胱肿瘤切除术并且病理医生已经给出明确诊断时，患者才能选择卡介苗膀胱灌注治疗。低分级、低分期患者通常不使用卡介苗灌注，这些患者仅需要定期接受膀胱镜检查以监测肿瘤是否复发。即便真的复发，大多数仍然是低分级、低分期的肿瘤，治疗相对比较容易。

卡介苗主要用于那些复发或进展风险较高的膀胱肿瘤患者。高分级、高分期肿瘤及多发的低分级肿瘤、原位癌或者复发性的肿瘤患者应该考虑行卡介苗膀胱灌注治疗。

54. 卡介苗的治疗效果如何？

卡介苗对于预防或推迟肿瘤的复发是非常有效的。它实际的疗效取决于肿瘤的分级、分期以及治疗剂量和时间。大多数泌尿外科医生会选择每周1次，连续灌注6周的治疗方案。最后一次灌注结束后6周行膀胱镜检查肿瘤是否复发。根据肿瘤的病理结果，医生可能会为你选择在3个月时再做3周的卡介苗膀胱灌注，或者制订更强有力的方案，每6个月重复一次卡介苗膀胱灌注，持续3年。在完成第1个疗程6周的灌注治疗以后，如果尿脱落细胞检查阳性，需要再进行6周的卡介苗灌注治疗。

55. 卡介苗有哪些风险？

大多数接受卡介苗膀胱灌注治疗的患者都能很好地耐受。但卡介苗毕竟是活的细菌，有潜在导致感染的风险。大约75%的患者灌注后即感到尿频、尿急，但这些症状通常很快就可以缓解。大约10%的患者主诉尿痛，同样也会很快缓解。20%的患者会患有与结核菌无关的尿路感染，需要接受短疗程的抗生素治疗，通常很容易控制。30%的患者治疗后会出现不同程度的血尿。约25%的患者会有发热、疼痛等轻微的流感症状。让人欣慰的是所有这些副反应通常时间较短，症状较轻，只有5%～10%的患者因为副作用的困扰而中断卡介苗灌注治疗。

诸如轻度的发热，畏寒，流感样全身不适，包括偶尔发生的关节疼痛等症状都是机体对卡介苗的适当反应。如果这些症状比较严重，那也可能是卡介苗所导致的严重感染征象。发热超过38.5℃，尤其是灌注24小时后出现的持续48小时以上或在晚间出现的发热，多提示卡介苗感染。如果怀疑有结核杆菌感染，需要入院接受三联抗结核药物治疗。药物治疗效果不明显者可加用激素治疗。

大约1%的患者会发生前列腺的炎症反应称为**前列腺炎**。可以通过布洛芬等非甾体抗炎药治疗，同时延迟灌注1～2周，缩短灌注治疗周期，必要时同时使用抗生素。

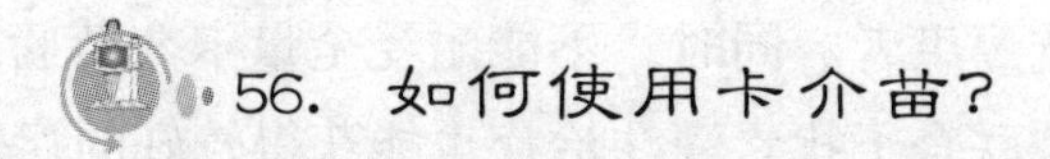

56. 如何使用卡介苗？

卡介苗膀胱灌注与其他膀胱灌注治疗类似，通过一根导尿管将药物注入膀胱内。护士会嘱咐你灌注前完全排空膀胱，然后行尿液测试以确定有无血尿或感染。如果尿检结果是阴性的，可以将卡介苗从导尿管灌注入膀胱内。一旦药物灌入膀胱，导尿管就可以拔除，灌注液留在膀胱内。最好让药物在膀胱内保留2个小时。2个小时后，正常排尿将小便排到厕所里（切记不能排在户外），立即冲洗厕所并洗净双手。

卡介苗灌注治疗的疗程因个体肿瘤的差异而有所不同。标准疗程是每周1次，连续灌注6周，然后复查膀胱镜。如果肿瘤已经根除，则无需继续卡介苗灌注治疗。复发的肿瘤常需再次行经尿道膀胱肿瘤切除术，术后可以行第二个疗程的卡介苗膀胱灌注治疗，很多患者需要持续灌注。

57. 什么是干扰素α（IFN－α）?

干扰素（interferon-α，IFN－α）是一类化学物质，是机体正常免疫系统的一部分，分为多种亚型，其中包括IFN－α。卡介苗之所以能有效地治疗膀胱肿瘤，部分是因为其能增加膀胱内的IFN－α，进而杀伤肿瘤细胞。干扰素可以人工合成并制备成溶液。理论上来说，膀胱灌注干扰素应该与BCG效果相似，且副反应更少。事实上，卡介苗治疗膀胱癌的作用似乎更加复杂，而不是仅局限于激活干扰素。

单独使用干扰素膀胱灌注初始阶段与卡介苗效果类似，但随着时间的延长，使用卡介苗的患者复发率要低，这也就说明，卡介苗的作用除了激活干扰素途径还有另外的途径。干扰素的副反应与卡介苗相似，约27%的患者使用干扰素时会出现发热、寒战、疲劳与肌肉痛（类似于轻微的流感）。

现在常常联合使用干扰素和卡介苗来治疗膀胱癌，特别是曾经使用过卡介苗灌注治疗而复发的膀胱癌患者。同时，不能耐受全量卡介苗膀胱灌注的患者，采用小剂量卡介苗联合干扰素灌注治疗也能获得较好的疗效。

58. 什么是丝裂霉素C?

丝裂霉素C是一种化疗药物，通过与卡介苗类似的给药方式进行膀胱灌注治疗。这类化疗药物的作用机制是与肿瘤细胞的DNA结合，使其丧失正常功能并崩解。没有了正常的DNA，肿瘤细胞很快就会死亡。

59. 丝裂霉素C的治疗效果如何？

与其他膀胱内灌注的药物一样，丝裂霉素C的治疗效果取决于用药时间、给药方式，并且与治疗对象也有关系。丝裂霉素C主要用于卡介苗治疗效果不好的患者，丝裂霉素C对其中许多患者有效，可能使其免受膀胱切除手术或推迟行膀胱切除术的时间。

现在，许多泌尿外科医生对所有高复发风险的膀胱癌在经尿道膀胱肿瘤切除术后立即使用丝裂霉素C进行膀胱灌注。这种治疗减少了20%～40%的肿瘤复发率，并且对预防早期复发及术后一年内复发特别有效。当肿瘤切除后，部分肿瘤细胞从肿瘤的主体部分移出，在膀胱内漂浮，有可能种植于膀胱的其他部位，从而在数月后引起肿瘤复发。而手术后立即给予一定量的丝裂霉素C被认为可以杀死膀胱内游离的肿瘤细胞，从而阻止这些细胞植入膀胱并复发。

60. 丝裂霉素C有什么风险？

丝裂霉素C经膀胱内给药时，几乎不被机体所吸收，从而很少引发全身反应。3%～19%的患者可能会发生过敏反应。很少一些患者使用后会发生血细胞减少。此外，一些研究者报道使用丝裂霉素C治疗后会降低膀胱容量（膀胱所能储存的尿液体积）。

最常见的不良反应有**排尿困难**和排尿次数增加（尿频），发生率可高达41%，不过这些症状多在几天内缓解并消失。总的来说，膀胱癌患者对丝裂霉素C的耐受性很好，副作用较少（表2）。

表 2　膀胱癌常用的膀胱灌注治疗方案

药物	免疫治疗	化疗	备　注
卡介苗	是	否	每周 1 次，连续灌注 6 周
干扰素	是	否	常与卡介苗联用
丝裂霉素 C	否	是	常在 TURBT 后单次使用
噻替派	否	是	

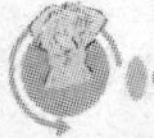

61. 什么是膀胱癌监视？

膀胱癌监视指膀胱癌切除或治疗之后的一段时期，对浅表性膀胱癌患者的复查随访。就算肿瘤成功切除，仍需谨记在膀胱的其他部位有肿瘤复发的风险。肿瘤的分期、分级可以帮助预测复发的风险，总体说来约一半的膀胱肿瘤患者会复发。“监视”仅用于经尿道膀胱肿瘤切除术和（或）卡介苗等膀胱灌注治疗后的浅表性（非浸润性）膀胱癌患者。众所周知，浅表性膀胱肿瘤较容易复发，因此必须密切随访这些患者。与皮肤癌患者类似，癌变的皮肤切除后，虽然治愈了，但是其余的皮肤终生暴露在阳光下，随时有新肿瘤发生的风险。

膀胱癌监测的时间因肿瘤的类型和医生的习惯有所差异，但大部分患者治疗后第 1 年每 3 个月接受一次膀胱镜检查，以后逐渐减少为半年一次或每年一次。同时，还需进行尿细胞学检查和其他尿液检查（第 33、35 问）。最后，记住输尿管和肾具有与膀胱相同类型的上皮细胞，因此这些部位也有肿瘤复发的风险。通常需每年行一次上尿路的检查（第 31 问），几年后检查频率可逐渐减少。肿瘤监测让我们能早期发现肿瘤复发并给予及时的治疗，以防止膀胱癌侵犯肌层。

第五部分 膀胱癌的手术治疗

描述各种可供选择的手术方式

什么是根治性全膀胱切除术？

哪些患者需要根治性全膀胱切除术？

在根治性全膀胱切除术之前需要化疗吗？

更多……

62. 什么是根治性全膀胱切除术?

根治性全膀胱切除术指通过手术完全切除膀胱，包括三个单独的步骤：①切除整个膀胱；②淋巴结清扫；③男性患者行根治性全膀胱切除术时通常还包括摘除前列腺、**精囊**（一对位于前列腺后上方的腺体，分泌的液体是精液的组成部分）和一部分**输精管**（连接附睾及尿道，精子和精液输出的管状结构）。女性患者行根治性全膀胱切除术通常需要切除子宫体、宫颈和部分尿道，卵巢可以保留。男性患者只有在癌组织浸润尿道时才切除尿道。

根治性全膀胱切除术的另一个重要部分就是盆腔**淋巴结清扫**。盆腔淋巴结清扫就是切除膀胱回流的淋巴结。这些淋巴结往往是膀胱癌转移的第一站。切除淋巴结可以达到两个目的：①在显微镜下观察淋巴结可以判断肿瘤是否转移出膀胱，了解这一点有助于预测肿瘤复发和指导后续治疗；②如果这些淋巴结是肿瘤唯一的转移部位，那么切除这些淋巴结意味着可以治愈膀胱癌。正因为如此，彻底清扫淋巴结显得极其重要。

最后，在膀胱切除后，机体仍需储存和排放产生的尿液。因此根治性全膀胱切除术的最后一步就是尿流改道，有多种手术方法可供选择，应该在术前与外科医生详细讨论，确定最适合你的方案。

63. 哪些患者需要接受根治性全膀胱切除术?

多种类型的膀胱癌患者可以选择根治性全膀胱切除术。但最常用于肌层浸润的膀胱癌患者。如果膀胱肿瘤已经侵入膀胱肌层，那么像经尿道膀胱肿瘤切除术与卡介苗膀胱灌注等治疗方法往往不能完全治愈肿瘤，有转移的风险。

浸润性膀胱肿瘤是全膀胱切除术最常见的**适应证**，但不是唯一的。

原位癌也很可能进展为肌层浸润性的肿瘤。通常情况下，原位癌对卡介苗膀胱灌注治疗与其他膀胱灌注治疗敏感。但广泛性的原位癌如果经卡介苗或其他膀胱灌注治疗后仍持续存在，应行根治性全膀胱切除术。因为原位癌可以在没有征兆的情况下发生浸润和转移，而且其浸润和转移在膀胱镜下很难发现，这使得原位癌的进展很难监测。以上这些因素决定了可以考虑早期行全膀胱切除术，防止原位癌进展为浸润性癌及肿瘤进一步的播散。

还有一类需要根治性膀胱切除术的患者是无法经尿道将肿瘤完全切除的患者。偶尔会有些患者因为解剖学原因导致膀胱镜无法切除整个肿瘤。这种情况下，如果膀胱灌注治疗不能杀灭肿瘤，即便是浅表性膀胱癌也需要行根治性全膀胱切除术。

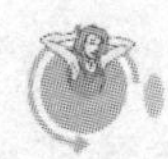

64. 在根治性全膀胱切除术之前需要化疗吗？

这个问题的答案目前尚未明确。一些专家认为术前化疗可以提高部分患者的长期生存率。目前很难确定其是否具有显著的优势。已有多个研究使用不同的化疗药物组合治疗膀胱癌，但是没有任何一个研究能得出术前化疗比单纯手术更有优势的结论。最近有篇文章综合了这些研究的数据，经过分析认为术前化疗的患者长期生存率比单纯手术的患者提高了一点。但这一点提高是以患者承受化疗的风险和副作用为代价的。目前，绝大多数患者在手术前并不进行化疗，但是术前化疗是一个发展的方向。（译者注：吉西他滨联合顺铂行术前化疗已经被证实能改善患者的生存，且副作用较传统的 MVAC 化疗方案小，已成为膀胱癌治疗的一线化疗方案。）

术前化疗很重要的一点是将患者的手术推迟了几个星期。有人担心如果部分患者的肿瘤对化疗不敏感，而化疗需要持续数周时间，这部分患者可能会错过手术治疗的最佳时期。因此，化疗的益处是否大于这一潜在风险目前也仍不能明确。（译者注：2011年NCCN膀胱癌指南中，已经明确将术前新辅助化疗作为I类证据，尤其推荐用于T3期膀胱肿瘤患者。）

65. 我是应该在当地接受手术还是需要转入大的治疗中心？

许多地区医院均可以提供不错的治疗，而且对患者及家属也较为方便。在地区医院接受手术还是转入大的治疗中心，受多种因素的影响，最终大多数患者的决定依赖于家庭支持和医疗机构及医生的专业水平。如果推荐的大的治疗中心很远，那么在手术期间家人和朋友可能无法很好地照顾患者。

话虽如此，这是你自己的手术，你的预后是需要首先考虑的。因此，如果选择在地区医院接受手术，你需要确保在地区医院也能接受高水平的治疗。高水平治疗无法单纯从医学的角度来定义，常归结为你对选择的医师和接受治疗的医院是否满意。

如果你决定选择地区医院接受治疗，还要确定术后或化疗后是否能得到正确和熟练的护理。最简单有效评价这一点的方法就是向医生询问在本院接受过相同治疗且愿意与你分享治疗经历的患者的联系方式，问问他们的治疗体会。

有些患者担心转入大型的治疗中心可能会有年轻的住院医生参与治疗，因为大的治疗中心具有培训住院医生的责任。虽然这种担忧听上去有一定道理，但是事实上大多数患者会发现这些住院医生对自己的治疗有很大的帮助。住院医生几乎一天24小时都呆在医院内，会有更多的时间和你交流病情，而不像主治医生每天只巡视病房一次。再次强调一下，与在这些大型医院接受过同样治疗的患者多进行交流，会为你作决定提供有用的参考意见。

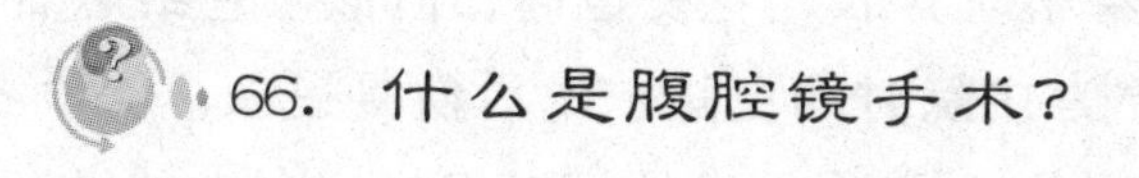

66. 什么是腹腔镜手术？

腹腔镜手术是通过很小的切口将设备插入体内进行的手术。装有摄像系统的内镜通过另外的小切口插入体内，医生通过显示器看到腹腔内部的情况从而进行手术。这项技术是一种微创手术，旨在缩小手术切口，减少传统手术对组织的损伤。总的来说，微创手术的主要优势有降低失血量、减轻术后疼痛和缩短恢复时间。

近十年来，仪器与技术的巨大进步使得外科医生在**腹腔镜**下几乎可以进行所有类型的手术。腹腔镜技术最初大范围的应用是用来切除胆囊。腹腔镜下胆囊切除术快速、安全，性价比高。从手术角度上来说腹腔镜胆囊切除术是相对简单的。随着更多的复杂手术也在腹腔镜下进行，需要更多地考虑安全、速度和费用的问题。在癌症的手术治疗中，腹腔镜手术能和传统手术一样有效切除肿瘤吗？答案是多数操作和传统手术的安全性相仿，但手术时间会轻度或明显延长，费用更高。肿瘤治疗的效果到目前为止没有明显差别。在目前这个阶段，虽然一些中心已经常规开展腹腔镜全膀胱根治手术，总体来说仍处于实验阶段。目前只有受过腹腔镜培训的专业的、高水平的泌尿外科医生才可以实施该手术。

67. 根治性全膀胱切除术可以通过腹腔镜进行吗？

当然可以。很多泌尿外科医生均报道成功地完成腹腔镜根治性全膀胱切除术。对女性患者来说，腹腔镜根治性全膀胱切除术有些类似于子宫切除术，而腹腔镜子宫切除已经成为常规手术。然而男性患者因为前列腺和膀胱相连而增加了腹腔镜下的手术难度。而腹腔镜前列腺癌根治术已经获得了越来越多的认同。腹腔镜前列腺切除术时间（4～8 小时）

比传统手术的时间（2～4小时）长，花费也高，但似乎它给患者带来的益处更多。其优势主要为住院时间更短、术后恢复更快。（译者注：腹腔镜前列腺癌根治已成为前列腺癌手术的标准术式，在中国已广泛开展，几乎取代了传统的开放手术，腹腔镜根治性全膀胱切除也成为许多单位常规开展的手术。）

腹腔镜膀胱切除术的操作与前列腺切除术的操作相类似，因为切除膀胱的时候需要连同前列腺一并切除。但是回肠膀胱术或**新膀胱术**（一个用部分小肠再造的新膀胱，可以像真正的膀胱那样储存尿液，从尿道排尿）也是整个手术一个重要的步骤。最近很多文章报道将多种技术应用于这一手术步骤，但这仍是一个挑战，全世界仅有少数医生完成。此外，虽然我们希望腹腔镜下全膀胱切除术对膀胱癌患者的治愈率与传统手术接近，但还需要长期随访的结果证实。

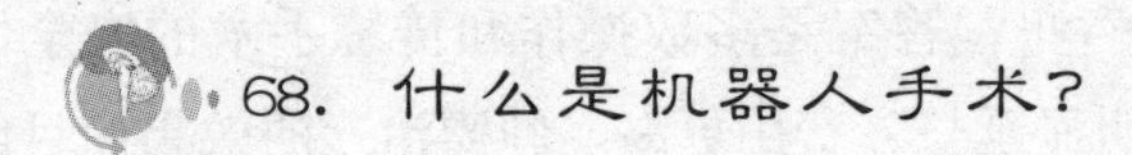

68. 什么是机器人手术？

机器人手术实质上是腹腔镜手术的衍生。在腹腔镜手术中，设备通常很长很直并插入皮肤操作，给手术增加了难度，有时很难到达某些部位并进行精细操作（想象一下用筷子进行缝合）。机器人手术可以克服这些困难。小型的、自动的机器人手臂如同传统的腹腔镜手术设备一样插入体内，手术医生通过工作站控制机器人手臂进行操作。同时像腹腔镜手术一样需要通过另一个通道置入摄像装置为医生显示腹腔内情况。机器人手臂的灵活和准确大大降低了手术的难度，明显缩短手术时间。但是，机器人手术设备及费用非常昂贵，只在少数医疗中心开展。因此目前机器人手术在膀胱癌治疗中的应用仍很局限。

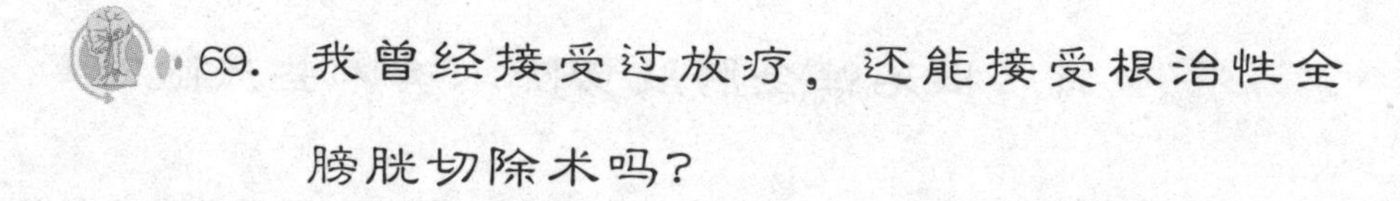

69. 我曾经接受过放疗，还能接受根治性全膀胱切除术吗？

答案是可以的。值得注意的是腹腔和盆腔放疗（如卵巢癌、前列腺癌、淋巴瘤或其他肿瘤）增加了医生操作的难度并且也增加了患者的风险。放疗会使组织严重粘连。这种情况下，手术中很难像正常那样分离组织，增加了肠管、血管等正常结构损伤的风险。同时，放疗也降低了这些区域组织的愈合能力，增加了发生瘘和其他并发症的风险。因为这些增加的困难和风险，盆腔放疗后的根治性膀胱切除术需要由对这方面手术经验丰富的医生来操作。对于经验丰富的泌尿外科医生而言，该类手术总的风险与未行放疗患者相比无明显升高，但是术后尿失禁的发生率会轻度上升。

70. 我是个老年人，担心自己不能承受大的手术，那么高龄患者在膀胱切除术后预后如何？

这个担心是合理的，许多医生都会被问到同样的问题。多大年龄对于这个手术算高龄呢？这个问题的答案是振奋人心的。有两个研究分析了80多岁接受根治性膀胱切除术的患者，发现虽然手术的并发症风险有所增加，但是大多数增加的风险是因为其他疾病导致的。这也就是说，85岁的健康老人与65岁的健康人对手术的耐受一样好。高龄患者更易患其他疾病，如心脏病、糖尿病，这些会增加手术的风险。所以没有年龄太大不能做膀胱切除术的说法。如果你相对健康，疾病可以通过手术治愈，那么就应该详细地与医生讨论手术的问题。

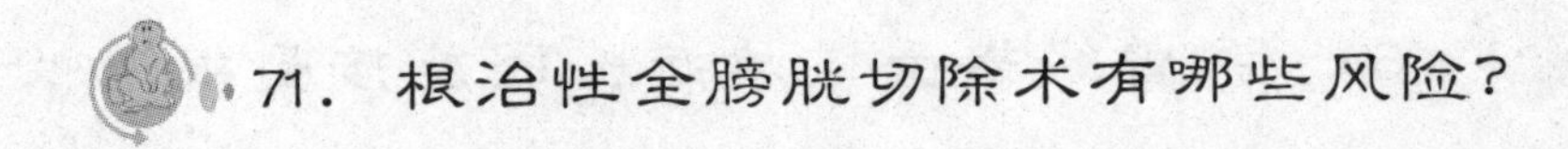

71. 根治性全膀胱切除术有哪些风险?

根治性全膀胱切除术是一个重大的手术，有潜在严重并发症的风险。但是需要牢记的是，手术的目标是为了治愈肿瘤。轻度的并发症并不罕见，有时也会发生严重的并发症。大约1/3的患者术后至少会发生一种并发症。你需要向医生咨询发生个体并发症的风险，因为并发症的发生率和个人健康状况和是否有其他疾病密切相关。一般说来，年轻的健康的患者比患有更多基础疾病的老年患者的并发症要少。

- 出血：任何手术术中都有出血的风险。许多患者可能需要输血。如果因为宗教或自身的原因不能接受输血，那么在决定做手术前需要告知医生。这些患者可以在术前数周储存自己的血液，手术时如果需要输血，可以将自己预先储存的血液回输入体内。

- 心血管系统：手术通常历时6～12个小时，在这个过程中，心脏需要额外的做功。虽然大多数人能够耐受手术，但是2%～5%的患者会发生心血管系统的问题，如充血性心力衰竭甚至心脏病发作。术前手术医生和麻醉医生会对患者进行评估，尽可能将风险降到最低，有时候术前需要做一些心脏检查如超声心动图、运动试验、心导管检查等来评估心血管状态。

- 麻醉：患者术中在麻醉状态时不能自主呼吸，以气管插管替代。通常，手术结束后会拔掉插管，恢复自主呼吸。有时候气管插管术后仍需保留一段时间，尤其是呼吸道分泌物较多或是曾患有哮喘、慢性阻塞性肺疾病、肺气肿等疾病时。

- 肠道：术中一段小肠或结肠会用来替代膀胱，同时医生需缝合切断的肠管。这一步操作很精细，偶尔会发生肠瘘或者肠梗阻（5%～10%）。这些并发症常需行二次手术，有些能自行愈合。同时，任何形式的腹腔内手术都会造成组织粘连或瘢痕。这些粘连可能在数月甚至数年后导致疼痛和肠梗阻。

• 泌尿系统：新的替代膀胱也需要缝合。即便非常仔细，一些患者仍可能会发生漏尿。术后，常在手术部位放置1~2根引流管，即便发生漏尿，如果引流通畅的话也可以自行愈合。偶尔会有少数尿漏不能自行愈合，需二次手术修补。

• 感染：感染并不罕见，大多数可以通过标准的抗生素治愈。它可以发生在造口周围的皮肤（**蜂窝织炎**），感染也可以深入腹腔或是盆腔（**脓肿**），或是发生在尿液（泌尿道感染）或是肾脏内（**肾盂肾炎**）。有时候局限性的感染除了应用抗生素以外，还需要经皮肤穿刺置入引流管进行引流。泌尿系感染在**尿流改道**术后很常见，但是感染会随着时间慢慢减少。

• 深静脉血栓形成：手术以后一些患者的下肢静脉可能会形成血凝块，称为**深静脉血栓**。它的唯一症状就是下肢水肿和疼痛。如果一些血凝块脱落，随血流进入肺，从而阻塞肺的血流，形成**肺栓塞**，可危及生命。住院期间，通常会给患者使用专门仪器按摩小腿以防止血凝块形成。另外一种办法就是一天两次肝素注射。假如血凝块已经形成，那么需要抗凝治疗数周。

• 疝：**疝**是指腹壁纤维层也就是**筋膜**的薄弱点。这个薄弱点在腹压增高时会向外膨出。腹腔内容物突入到此膨出的囊袋里偶尔会导致**嵌顿**。嵌顿疝是急症，需要急诊手术。为了避免此类情况发生，大多数疝都需要在筋膜薄弱处放置人工补片来加强薄弱部位以阻止组织嵌入。

• 性功能障碍：男性和女性术后都可能发生性功能障碍。女性患者常因激素改变而导致**性欲**减退或阴道干涩，或是**性交痛**，尤其是在术后早期。男性患者膀胱切除术后发生**勃起功能障碍**的概率与前列腺癌行前列腺根治性切除术相当。但如果术前勃起功能正常的话，只要术中注意保留通往阴茎的神经血管束，70%的患者术后可以恢复勃起功能。许多膀胱癌的患者在术前已有一定程度的勃起功能障碍，那么术后勃起功能的恢复可能会不甚理想。前列腺根治性切除术后勃起功能障碍的治疗同样适用于膀胱癌手术后勃起功能障碍的患者（第75、76问，表3）。

表3 勃起功能障碍患者的治疗（第71和75问）

治疗	剂量	使用时机	禁忌证	不良反应
西地那非（万艾可）	25~100mg	性交前0.5~1.5个小时	应用亚硝酸酯，4个小时内使用了α受体阻滞剂，色素性视网膜炎	头痛、消化不良、潮红、视觉异常
伐地那非（艾力达）	10~20mg	性交前0.5~1个小时	应用亚硝酸酯，应用α受体阻滞剂，视网膜炎	头痛、消化不良、潮红
他达拉非（希爱力）	10~20mg	性交前2个小时，可持续36个小时	应用亚硝酸酯，可使用坦索罗辛	头痛、消化不良、潮红、肌痛
尿道内前列腺素E1	125~1000mcg	性交前15分钟	对前列腺素E1过敏者，性伴怀孕者	阴茎痛/烧灼感、晕厥、阴茎异常勃起
阴茎注射治疗	视情况而定	性交前15分钟	持续性勃起倾向者，阴茎硬结症患者	阴茎痛、烧灼感、血肿、阴茎纤维化
真空装置	—	性交前10~15分钟	严重阴茎硬结症患者，凝血功能障碍者慎用	阴茎痛、射精障碍、擦伤
假体植入	—	性交前充气	需要手术	侵袭、故障、感染

在营养不良时这些并发症的发生率会明显升高。为了更快康复，机体需要充足的能量和营养。术后数天内，肠道不能正常工作，患者不能进食。通常在术后3~5天可以进食流质。机体预存的能量足以度过这段时间。但有些患者的肠管功能恢复需要更长的时间，也就需要静脉输入营养（**全胃肠外营养**）。因此术前数周就需要特别注意营养。许多患者通过补充蛋白质和其他营养物质获得很好的效果。

最后，还有某些潜在的远期并发症，主要与膀胱替代物有关。后面我们会做进一步讨论。

72. 什么是盆腔淋巴结清扫？

盆腔淋巴结清扫就是切除那些极有可能成为膀胱癌转移灶的淋巴结。淋巴系统通过自身的淋巴管回流全身的淋巴液并最终汇入血液。癌细胞常常沿着这些小淋巴管扩散，在淋巴结内形成转移灶。如果这些淋巴结是唯一的转移灶，那么淋巴结清扫可以治愈部分膀胱癌患者。同时，切除这些淋巴结也可以为指导将来进一步的治疗提供重要信息。

73. 盆腔淋巴结清扫有哪些风险？

多数情况下，盆腔淋巴结清扫不增加根治性全膀胱切除术的并发症的发生率。也就是说，进行盆腔淋巴结清扫的根治性全膀胱切除术与未行盆腔淋巴结清扫的患者相比，术后并发症相仿。盆腔淋巴结清扫的患者术后偶尔会发生**淋巴囊肿**。淋巴囊肿是由于淋巴液失去正常引流渠道后汇集而成的。如果囊肿很大或者发生感染的话，就需要进行引流。

盆腔淋巴结清扫过程中可能会损伤神经，但发生率很低。**闭孔神经**损伤的风险最大。闭孔神经支配着部分大腿肌肉群，称为“缝匠肌”，取这个名字是因为使用缝纫机时踩脚踏板需要这些肌肉。现如今，开车时脚从油门移到刹车的过程中会使用到这些肌肉。

盆腔淋巴结清扫过程中理论上存在损伤动脉或静脉的风险。盆腔淋巴结紧密包绕于动静脉周围，分离时必须仔细操作。即便术中损伤到血管，一般也比较容易修补。

74. 根治性全膀胱切除术后多久才能康复?

根治性全膀胱切除并进行尿流改道是一个重大的手术，需要数小时才能完成，手术常会涉及肠管，因此与相对简单、耗时较少的手术相比术后康复的时间明显延长。术后短期内肠功能都是不正常的，需要数天才能恢复。在此过程中，医生常给患者放置**鼻胃管**引流胃液，否则会引起胃液潴留并引起呕吐。一旦肠道功能恢复，胃管就可拔除。肛门排气是肠道功能恢复的标志。肠道功能恢复后，可尝试逐渐进食，最先尝试进食一些流质如水、苹果汁、果冻或肉汤等。如果能很好地耐受这些食物，没有发生恶心、呕吐，那么一天后可开始进食固体食物。

术后 1 ~ 2 天，护士会帮助患者下床活动，先在椅子上坐坐，接着在走廊里慢慢行走。在不能进食前，可以使用静脉药物控制疼痛，一旦能进食了，就可以**口服**镇痛药物。当口服药物能很好地控制疼痛，能自主地下床活动（至少能从床边走到卫生间），并能正常进食日常饮食后就可以出院了。如果一切顺利的话，通常需要 5 ~ 10 天的时间。

有些患者，尤其是那些高龄和有多种基础疾病的患者在出院后可能需要去康复机构呆一段时间而不是直接回家。这是因为在那里可以接受物理治疗和很好的护理，而家里提供不了这些。当患者的体力恢复并且伤口愈合后，就可以回家了。

回到家后，恢复的过程可能不一定很顺利，可能时好时坏，而不是稳步的恢复。一开始是时候你可能会很容易感到疲劳，每天需要更多的时间休息。术后机体需要巨大的能量来修复，因此留给日常生活所剩的能量就很少了。在术后的数周内，不能拎重于 10 磅的重物，不能做任何过于紧张的事情，直至肌肉和结缔组织完全康复。完全恢复正常往往需要至少 1 个月的时间。

一旦完全康复（通常需要约 1 个月的时间），你就可以恢复之前几乎所有的活动。那些术前经常慢跑、打网球、打高尔夫球、滑雪或是进行其他体育运动的患者术后可以尽早恢复这些活动。如果担心**造瘘袋**会掉落，可以在腹部围一圈松紧带来帮助固定造瘘袋。术前，医生和造口师会在腹部选择一个比较方便而隐蔽的地方进行造口。而接受原位新膀胱手术的患者开始时需要频繁排尿来防止漏尿。随着时间推移，新膀胱储存尿液的容量变大，排尿的间歇时间会适当延长。

75. 根治性全膀胱切除术对男性性功能有什么影响？

根治性全膀胱切除术除了切除膀胱之外，还要切除前列腺和精囊。这和前列腺癌根治术时切除前列腺及精囊的过程是类似的。因此，全膀胱切除术后的患者勃起功能障碍的风险和前列腺癌术后的患者相同。

在过去的几年中，保留走行于前列腺两侧的性神经的技术逐渐发展起来。如果你的医生在术中应用这项技术，术后勃起功能恢复的概率就会增大。前列腺及精囊产生液体在性高潮时通过射精排出体外，因此切除前列腺和精囊后射精功能不可能恢复。另外，由于手术中切除了输精管，术后精子无法排出，因此，即便恢复了勃起功能和性高潮，也不可能让你的伴侣怀孕。但是睾丸还可以产生正常的精子，体外受精仍然可以受孕。运用现代技术，可以从睾丸或者**附睾**（附着于睾丸，可储存精子并使精子成熟，连接睾丸和输精管）中提取精子，与女性体内取出的卵子进行体外受精，然后再植入女性的子宫，随后可进入正常的妊娠程序。

即便没有经历过膀胱及前列腺手术的患者，勃起功能障碍也是一个很常见的问题。40 ~70 岁的男性中约有 50% 性功能不同程度的受损。术前已经有勃起功能障碍的患者应该和医生讨论这个问题。所幸现在有多种治疗可以治疗勃起功能障碍，包括口服药物、尿道内治疗、注射药物、真空装置及**假体**植入手术等（第 71 问，表3）。

"我的丈夫接受了根治性全膀胱切除及回肠代膀胱术，没有任何证据支持膀胱外癌组织转移。我们一直都很害怕，直到听到病理结果才稍微放松下来。随着时间的推移，我们恢复了正常生活，也逐渐适应了带着造口袋的生活。我们想要恢复性生活，不幸的是，由于手术的关系，他不能够正常勃起。我们的医生术前已经告诉我们这个问题，因此在一次术后复查时我们很自然地讨论解决的方法。医生给我们开了一些药但没起作用，然后我们尝试了注射治疗，效果很好。尽管我的丈夫不是很愿意给自己阴茎注射药物，但这是最有效的方法。我们现在的生活几乎和术前一样"。

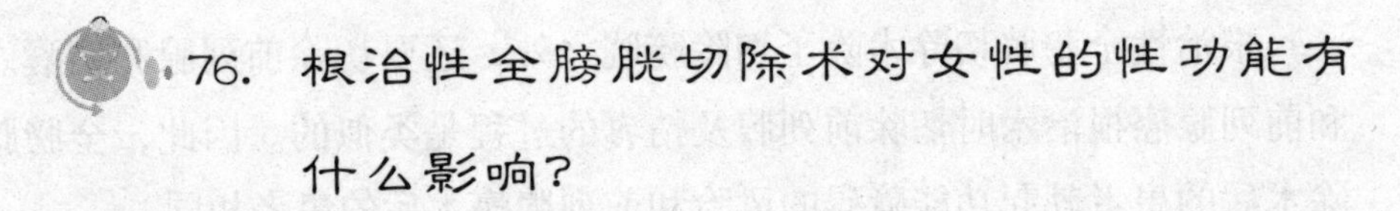

76. 根治性全膀胱切除术对女性的性功能有什么影响？

人们似乎更多地关注全膀胱切除术对男性患者性功能的影响，直到最近几年女性患者术后性功能的变化才开始受到关注。对于女性患者，经典的全膀胱切除手术范围包括切除子宫（**子宫切除术**）、卵巢、**输卵管**（**输卵管卵巢切除术**）及部分阴道。支配阴蒂及阴道的神经走行与男性支配阴茎的神经相似。因此，我们有理由认为全膀胱切除术后的女性患者也会发生性功能障碍。如果你性生活比较活跃，术前就很有必要和医生讨论这个问题。保留性神经的手术可能降低患者术后性功能障碍发生的机会。

除了产生卵子之外，卵巢还能产生雌激素及睾酮。睾酮是男性主要的性激素，但是女性体内也会产生少量的睾酮。睾酮是女性产生性欲的主要驱动力。切除卵巢之后，雌激素和睾酮水平都会明显下降。卵巢切除术后的雌激素替代治疗很常见，尽管其受益和风险还不十分明确。因此，接受替代治疗前你应该和泌尿科医生、家庭医生及妇产科医师讨论激素替代治疗相关的问题。睾酮替代治疗也可以通过药物实现，但是目前这方面的研究仍然很不完善。如果术后性欲明显下降，补充睾酮可能会将性欲恢复至术前水平。同样，雄激素替代治疗的风险和收益目前并不非常明确，因此建议根据个体情况制订具体的治疗方案。

手术可能导致阴道紧缩和缩短，部分女性患者会出现性交方面的问题。如果你术前性生活较活跃，且希望术后能够继续性生活并保持性欲，术前需要和你的医师讨论这个问题。术中采取一系列手段减量减少阴道短缩的程度，帮助你保留性功能及避免可能出现的性交痛。

支配阴道的神经和支配阴茎的神经一样，当受到性刺激的时候能够增加阴道的血流。血流增加可以使阴道润滑。因此，术中对该神经的损伤可能造成术后性交时阴道干涩。对很多女性来说，这可以通过使用润滑剂来解决，在大多数药店和超市均能购买到。

研究者们正在开发研究用于女性性功能障碍的药物。目前性功能障碍方面的药物（万艾可、希爱力、艾力达）尚未获批准应用于女性，目前仅用于临床试验中。

77. 膀胱切除后，尿液将如何排出？

这是一个重要的问题，显然身体仍然会不断产生尿液，理想的膀胱替代物是人造的或者合成的膀胱。但是，至今还没有一种理想的人造材料能够长期暴露在尿液中而不形成结石。任何不可吸收的合成材料接触尿液后都会诱发结石形成。即使是一根细线在膀胱中也会很快形成结石，有的结石甚至能长到橄榄球大小，完全充满膀胱。在找到一种不会刺激结石形成的材料之前，我们只能利用人体现有的器官组织来替代膀胱。目前最好的膀胱替代物是自体的肠管。外科医生已经可以成功的使用部分胃、小肠或者结肠替代膀胱。一般来说，如果没有接受过盆腔放疗的话，小肠是最佳的选择。如果先前接受过盆腔放疗，大肠将更适合，因为大肠受放疗的影响相对较小。

正如第 2 问中讨论的那样，向肾内置入引流管（肾造瘘管）或将输尿管与腹壁吻合（输尿管皮肤造口）是短期的选择方案，不适合长期应用。

也可以将输尿管与结肠吻合（**输尿管乙状结肠吻合术**），让尿液随着排便一起排出。许多年前这曾经是一种流行的方式，因为它能够让患者自行控制及排泄尿液，每次排便的时候顺便将尿液排出。但是，采用这种尿流改道方式多年后，结肠癌的发病风险显著增加，所以现在已经极少应用。尿液与粪便的混合似乎是引起结肠癌的原因，而单纯的尿液和肠管接触并不增加结肠癌的发病风险。目前的手术方式将尿液和粪便分开排出，从而患结肠癌的风险较输尿管乙状结肠吻合术显著降低。

目前，大多数的泌尿外科医生会给准备行全膀胱切除术的患者提供三种可供选择的方案。

第一种也是最简单的一种称为回肠代膀胱术（图6）。这种方法采用一段回肠将尿液引流到体外，用尿袋收集尿液。输尿管连接于这段回肠的一端，回肠的另一端开口于腹壁，尿液经过肠管引流出造瘘口并用造口袋收集。患者只需要每4~6个小时将尿液倒掉就行。这种造口袋可盖在衣服下面，因此没有人会发现你带着尿袋。尽管需要一些时间适应，但是几乎所有患者无需多久就能够带着造口袋正常生活，并不会觉得有何不适。你的泌尿外科医生可能会介绍你认识一些术后的患者，以便你能直观地了解这是怎么回事。

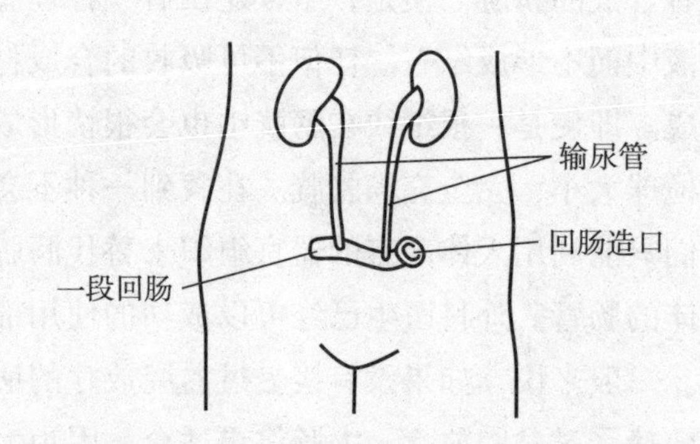

图6　回肠代膀胱尿流改道。输尿管吻合于一段游离的带血管蒂肠管上，肠管一端封闭，另一端开口于皮肤，形成一个造口。

第二种选择是可控性尿流改道，这种方式和回肠代膀胱术有些类似，都由一段回肠构成，但是不需要造口袋。尿液被储存在用肠管改造成的储尿囊里，储尿囊通过一个细小的管道连接于腹壁，这段细小的管道也由肠管改造形成。肠管在皮肤的开口处大概像橡皮擦那样粗细，且不向皮肤外面突起。患者需要每天数次经管道向储尿囊内里插入尿管引流尿液。重建储尿囊的手术更加复杂，而且需要随身携带导尿管，但是它不需要用引流袋。如果没有及时导尿，储尿囊有可能会过度膨胀甚至破裂。

第三种方式也是最复杂的方式叫原位新膀胱术（图 7）。这种方式旨在恢复正常的排尿。新膀胱同样也是由部分肠道改造而成，所需要的肠管更长。和可控性尿流改道相似，医生重建出能够在低压下储存尿液的储尿囊。输尿管与肠管吻合的方法与其他两种方案相同。但是储尿囊不是经腹壁造口而是直接与尿道连接。这可以让患者像膀胱切除前一样排尿。尽管

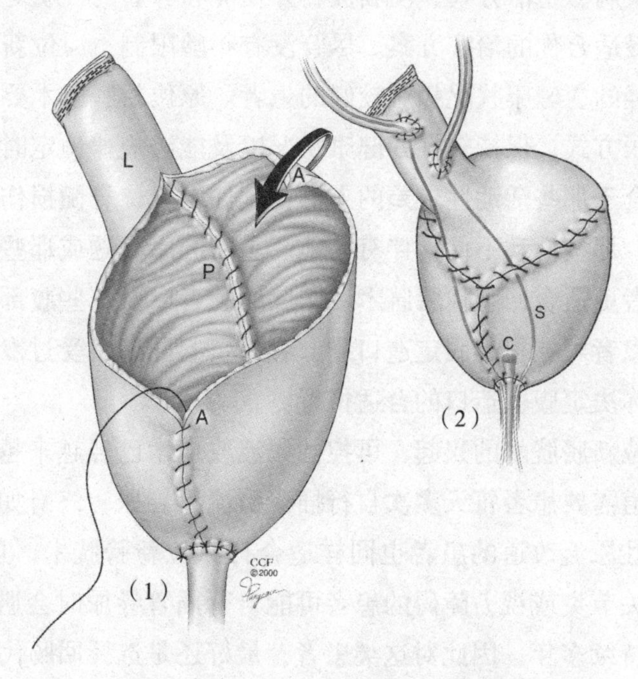

图 7　原位新膀胱。用一段肠管重建一个储尿囊，并直接吻合于尿道，可以储存和排出尿液。

这看上去是一个很完美的方案，但并不适用于每个患者。重建的新膀胱不具有天然膀胱那样的逼尿肌，因此不能自行排出尿液，患者必须学习收缩腹腔内的其他肌肉来增加新膀胱内的压力来帮助排尿（valsalva 排尿）。新膀胱同样缺乏正常膀胱的储尿机制，因此部分患者术后可能会出现尿失禁。

78. 哪种尿流改道的方式最适合我，我该如何选择？

坦诚地和泌尿外科医生谈论你的想法和顾虑对决定手术方式非常重要。从基础疾病、生活方式、便利性、并发症和肿瘤的性质等各方面综合考虑，决定最适合你的治疗方案。尽管没有年龄限制，原位新膀胱术一般推荐用于年轻的、健康状况相对较好的患者。原位新膀胱术要求患者承诺学习新的排尿方式，保持较好的健康状况以及能够规律地定时排尿。原位新膀胱不适合于那些活动性较差的人群，比如中风、脊髓损伤以及严重关节炎的人群。那些活动不便、伴有其他严重的健康问题或那些要求手术尽量简单的患者更适合回肠代膀胱术。肥胖的患者以及那些腹部经过多次手术或外伤的患者可能很难固定造口袋，容易引起漏尿。受过专门培训的造口师会帮助你决定腹壁造口的合适位置。

随着原位新膀胱术的兴起，可控性尿流改道术已经越来越少见了。可控性尿流改道需要患者每天多次自行插入引流管导尿，终身如此。大多数适合行可控性尿流改道的患者也同样适合行原位新膀胱术，且效果更好。比如，那些关节炎或视力障碍的患者可能自行插管导尿时会遇到困难，且这种情况会持续多年，因此对这类患者，最好还是选择回肠代膀胱术。

尽管许多的临床医生认为回肠代膀胱术的并发症最少，最新的研究却并不支持这种观点。事实上，从长远来看，三种方案的并发症发生率差别不大。原位新膀胱倾向于早期出现问题，而回肠代膀胱术的并发症则出现较晚，可能导致对其错误的认识。

“当我被诊断为膀胱癌的时候，当地的泌尿外科医师建议我行根治性全膀胱切及回肠代膀胱术。我是一个很活跃的女性，很喜欢旅行，我一直锻炼并控制体重。年轻时候我曾经有抽烟的习惯，但是在我被诊断为浸润性膀胱癌之前已经很多年没有抽烟了。在肚子上造口还带上尿袋对我来说显然不是个理想的方案。我才不过中年，还不想表现得老态龙钟。我向其他医生咨询，希望有其他的选择，于是我又被告知可以行可控性尿流改道手术，也就是印第安纳膀胱。我只需要每天几次的自行插管引流尿液。在我的肚子上有一个很小的洞可以插管，平时不会漏尿。我的手术医生术前就告诉我印第安纳膀胱有很多并发症，我个人就经历了一些。我的输尿管和膀胱吻合口发生梗阻，需要再次行手术治疗。尽管出现了这些并发症而且需要再次手术，我依然很高兴不用带着一个尿袋”。

79. 什么是原位新膀胱?

原位新膀胱指根治性全膀胱切除术后泌尿道的一种重建方式。其他的方案有回肠代膀胱术及可控性尿流改道术。原位新膀胱是用其他的组织尽可能的替代正常膀胱的功能。一段肠管被分离出来并被重建成膀胱，然后与尿道相吻合，以便术后能够像术前一样从尿道排尿。不需要在腹壁上贴集尿袋，通常也不需要导尿。

“我接受了根治性全膀胱切除术和所谓的原位新膀胱术。医生用我的一段小肠给我做了一个新膀胱。新膀胱的一端和我的尿道相连，以便使我能够通过阴茎排尿。用新膀胱排尿和以前差别很大，我需要用腹部肌肉的力量将尿液挤出来。我给自己制订了时间表按时排尿，我发现如果喝酒的话需要更频繁地排尿才能保持内裤干燥。如果我减少晚间的饮水量，我只需夜里小便一次就能保持内裤干燥。手术前我每晚要上两次厕所呢，所以对我来说没什么大的差别”。

80. 原位新膀胱有何优点及缺点？

与回肠代膀胱术及可控性尿流改道术相比，原位新膀胱最主要的优点就是更好的生活方式以及美容效果。新膀胱的目的是尽可能模拟人体正常的膀胱功能，以期能够接近正常的生活方式。理想状态下，新膀胱能够像正常膀胱一样工作，在低压的条件下储存尿液，能够按照患者的指令排尿。最显而易见的优点就是患者不需要用尿袋也不需要定时插管导尿。回肠代膀胱的患者需要穿宽松的衣服来遮掩，而原位新膀胱的患者则不需要这样。

新膀胱缺点大多数都是潜在的。也就是说，如果每一步都非常顺利、达到预计的效果，缺点将会很少或不存在。不幸的是，原位新膀胱可能出现其他手术方式所没有的并发症。最主要的风险就是尿失禁。90%的患者在白天能够控制排尿，80%的患者夜间能够控制排尿。这就意味着如果术后出现尿失禁，你可能需要穿着纸尿裤或尿垫，尤其是在晚上的时候。

除了尿失禁的风险之外，有些患者还会出现排尿时膀胱不能完全排空的现象，这就意味着必要时可能需要间断自行导尿来排空膀胱。

为了能够重建出容量足够在几小时内储存尿液的膀胱，常需要更长的肠管。存在其他肠道疾病的患者可能不能承受移除这么长的肠管，最好还是采用回肠代膀胱术治疗。

肠道通常会分泌大量的黏液。当肠道被游离并被改造成新膀胱时，肠道分泌的黏液随着时间的推移逐渐减少。有些患者的新膀胱仍然会持续的产生黏液，聚积起来会阻塞尿道，甚至会引起膀胱结石。这些患者可能需要定期插入导尿管将黏液冲洗干净。

可控性尿流改道在最初的 1 ~ 2 年内并发症发生率较高。绝大多数都和导管经过的管道发生狭窄有关，也很容易处理。仅有 2% 的患者完全阻塞需要行腹壁造口引流尿液，有 5% 的患者还会出现漏尿。大约有 10% 的患者几年后会出现并发症，包括结石、疝气以及肠梗阻。对原位新膀胱来说，重建膀胱需要移除很长一段的肠管。有些患者可能会存在肠道持续分泌黏液的问题，需要每日行冲洗以防止黏液堵塞、结石形成或感染。

多数直接比较术后**生活质量**的研究表明，接受任何手术方式的患者都对自己的手术感到满意。这些研究表明原位新膀胱术的满意度并不比其他方案高。而且，尽管各自的并发症不同，但总的并发症发生率也相似。因此，重要的是要充分了解每种方案的优缺点，以决定哪种方式最适合于你。

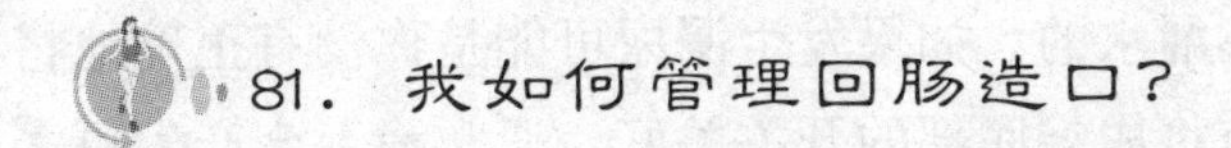

81．我如何管理回肠造口？

将膀胱完整切除是浸润性膀胱癌治疗的金标准。极少数的浸润性膀胱癌患者适合行范围相对较小的手术或保留膀胱的手术。根治性全膀胱切除术后最主要的尿流改道方式是回肠代膀胱术（第 77 问），近年来，许多可控性尿流改道及原位新膀胱技术发展起来，使得患者术后能够用接近正常的方式排尿（第 77、79 问）。那些活动性较差或者需要别人照顾的患者，回肠代膀胱术是最合适的尿流改道方式。其他一些患者选择回肠代膀胱术，可能是医师推荐，也可能是患者自己的选择。

与**结肠造口术**类似，回肠代膀胱术后肠管的一端将像乳头状开口于腹前壁，通过这个开口可以将尿液引流至专门设计的集尿袋。每天几次定时清空尿袋。夜间可以用延长管连接于大的集尿袋以避免尿液过满。

当讨论是否接受回肠膀胱术时，患者可能会有如下担心：①腹壁造口会改变我的外观吗？我的爱人会觉得我失去吸引力吗？②其他人会发现我身上有造口袋吗？从衣服外面能看出来吗？会有异味吗？③造口袋会漏吗？

膀胱切除手术需要取腹壁切口，一般愈合后会在下腹部留下铅笔粗细的瘢痕。在一些医疗机构，可以在腹腔镜下行全膀胱切除，切口会更小并能更快康复。因此，单纯的膀胱切除已经对外观造成了一定的影响。造口的大小及位置取决于所取的不同节段的肠道。通常使用的都是小肠，即回肠。回肠比结肠要细，通常其造口像0.5美元硬币那么大。回肠活动度较高，术者能够将造口选在最方便操作、最舒适的位置。通常术前会有造口治疗师和你商谈，根据你系皮带的位置及所选肠段的情况，一起决定最合适的造口位置。一般回肠造口会低于结肠造口。结肠适用于那些曾经做过盆腔放疗的患者，因为结肠受放疗的影响相对较小。

引流系统通常由两部分组成。一是从粘性底盘，粘贴于造口周围的皮肤上。二是扣在底盘上的带密封环的集尿袋。造口周围的底盘可以避免尿液刺激皮肤。集尿袋是扁平的，在衣服下面不会看出来，除非尿袋满了或衣服很紧。集尿袋是不漏水的，如果发生漏尿可能是你没有正确地将集尿袋连接于底盘或者没有将尿袋底部的开关关好。通常晚上会产生更多的尿液，因此需要使用延长管将尿液引流至更大的尿袋可以避免夜间需要起床倒空尿袋。

“我是一个接受了全膀胱切除加回肠代膀胱术的患者，术前造口医生来看过我，选定了最佳的造口位置。术后我想像从前那样打高尔夫和网球，但是我很担心万一造口袋突然破了尿液流到身上。我老婆想到了一个办法，她在我的贴身短裤上缝了一个袋子，这样我可以把尿袋放到袋子里，就不会掉下来了，现在我能够正常地打高尔夫球及网球，甚至是游泳”。

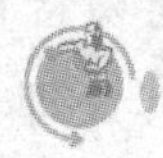

82. 腹部挂引流袋会影响我的生活吗？

肚子上挂着袋子基本不会影响你从事任何术前经常从事的活动。当尿袋正确地扣在底盘上是很牢固的。有些人会用皮带一类的东西将尿袋固定住以便激烈运动的时候尿袋不会晃动。如上面一位患者描述的那样，他的妻子在他的内裤上缝了一个袋子以放置尿袋，这样当他打高尔夫球或者网球时就不会晃动了。你甚至都可以游泳，因为底盘与皮肤的粘着是非常牢固的。

术前和造口医生充分讨论是非常重要的，根据穿运动服时腰带所在的位置，决定造口的位置，从而能够保证运动裤能将造口及袋子完全覆盖。

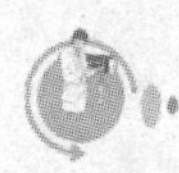

83. 回肠造口有什么远期的并发症？

回肠代膀胱术后的长期并发症并不罕见，大约 2/3 的患者会出现并发症，大致可分为以下几类。

造瘘口：大约 1/4 的患者遇到与造瘘口有关的问题。最常见的问题是造瘘口旁疝（造瘘口周围组织薄弱，从而会导致肠管疝入其中）、**造瘘口狭窄**（回肠造瘘开口的部位狭窄）、造瘘口炎症及出血。如果底盘与造口不相和，造瘘口周围的皮肤会受到尿液刺激并容易发生感染。大多数这些情况可能发生在术后最初数年。

肠道：同样大约 1/4 的患者会发生肠道的一些并发症，比如肠梗阻、腹泻及**肠瘘**（两个内部器官之间或内部器官和体表之间的非正常通道或交通）。

感染：在术后最初的几年中，有 5% ~10% 的患者会发生尿路感染及肾盂肾炎。这些感染大多都不太严重，很容易使用药物控制，但是也有一些患者发生严重的或反复发作的感染。

尿路梗阻：大约有 10% 的患者会发生输尿管与肠代膀胱吻合口的狭窄，这些狭窄会引起肾产生的尿液引流不畅从而产生梗阻。其处理方法有再次手术或放置支架管以解除梗阻。

结石：手术几年后有些患者会出现肾结石。结石的发病率随着时间的推移逐渐增加，到术后十年大约 40% 的患者会出现肾结石。

电解质紊乱：肠道的功能是吸收营养及排泄废物，在正常情况下这种功能对人很有利，但是当把肠道用于引流尿液时却可能成为麻烦。当肠道暴露在尿液中时，可能会过度吸收肾排泄出的盐分及酸性物质，通常通过药物可以纠正。可控性尿流改道及原位新膀胱会使得肠道更长时间暴露在尿液中，比回肠代膀胱术更容易发生这种并发症。

84. 什么是可控性尿流改道？

可控性尿流改道是指重建一个储尿囊收集尿液，每隔几小时患者可以自行从造口处插入导尿管排空尿液。储尿囊是用一段肠管重建而成，同时一个由肠管做成的细长的管道开口于腹壁。这个细长的管道起到一个阀门作用，防止尿液漏出。这个通道只能容纳导尿管通过，储尿囊必须每 4 小时左右插管导尿一次以防止过度膨胀。过度膨胀可能会导致漏尿甚至破裂。

由于尿囊由肠道做成，可能会产生大量黏液积聚在储尿囊内。为了防止积聚过多的黏液，有时需要用生理盐水冲洗储尿囊。可控性尿流改道很容易引起结石形成。由于储尿囊与皮肤间仅有一细小的管道相连，因此结石的处理非常困难。其他的并发症包括输尿管与肠管吻合处狭窄、管状通道狭窄或损伤等，有时需要再次行外科手术修复。

可控性尿流改道的优点是不需要携带尿袋，仅仅在腹壁有个小的出口，在皮肤上只能看到一个红点，因而在美观效果上很有优势。

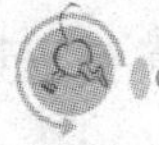

85. 什么是膀胱部分切除术？

膀胱部分切除术只切除含有肿瘤组织的部分膀胱。在保留膀胱的术式中，是除经尿道膀胱肿瘤切除术之外的非常重要的方案。膀胱部分切除术比经尿道膀胱肿瘤切除术更加彻底，让病理医生更容易判断肿瘤的性质以及其侵犯的范围，因为肿瘤是整块切除的。通常膀胱部分切除术后都要联合化疗。

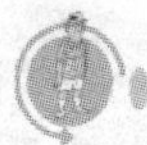

86. 哪些患者适合膀胱部分切除术？

只有部位和大小合适的膀胱肿瘤才适合膀胱部分切除术。位于膀胱顶壁的肿瘤最适合行膀胱部分切除术。有时膀胱壁上会出现向膀胱外突出的小囊被称为憩室。这些憩室通常没有肌层，但是和其他的膀胱壁一样有发生肿瘤的可能。那些在膀胱憩室内发生的肿瘤特别适合于行膀胱部分切除术，因为此时 TURBT 很难完全切除肿瘤。总的来说，有 5% ~10% 的患者适合行膀胱部分切除术。原位癌或者膀胱多发肿瘤不适合行膀胱部分切除术，这些肿瘤通常是移行细胞癌，占膀胱肿瘤的大多数。膀胱部分切除术通常适合于其他类型的膀胱癌，尤其是儿童的膀胱癌。

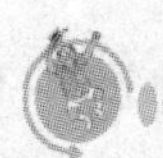

87. 膀胱部分切除术有哪些风险？

膀胱部分切除术的早期风险与全膀胱切除术类似，包括出血、感染以及邻近器官的损伤等（第 39 问）。根治性全膀胱切除术时膀胱被完整移除。而膀胱部分切除术时，膀胱是打开的，因此术中肿瘤可能有扩散到身体其他部位的风险。目前术中采取预防似乎能避免肿瘤的扩散，但是理论上仍存在这个风险。另外一个风险就是在残留的膀胱壁上发生肿瘤复发。对于膀胱部分切除的患者来说这个风险是终身的，因而术后需要定期膀胱镜检查及尿脱落细胞以及时发现任何的复发。至少约有40%的患者的膀胱肿瘤会出现复发。

88. 什么是输尿管支架管，它是怎样放入人体的？

输尿管支架管是一个软而长的导管，从肾一直延伸到膀胱。你可能听说过心脏发生动脉阻塞的患者放置心脏支架，在这些支架的支撑下，动脉能保持开放从而保证心肌的血供。同样的道理，如果输尿管发生阻塞时，输尿管支架能够将尿液引流至膀胱。泌尿外科医师在很多情况下会使用输尿管支架来解除输尿管的梗阻，比如结石、瘢痕挛缩，偶尔还有肿瘤。当梗阻严重时，尿液会反流回肾，由于梗阻通常进展很慢，一般来说患者没有症状。如果梗阻进展很快，梗阻的一侧会出现腰背痛。完全的梗阻会导致肾停止工作，直到梗阻得到解除。长期梗阻会造成肾永久性损伤。如果两个肾都发生梗阻，最后患者会出现肾衰竭。

当输尿管存在梗阻时，通常第一步是放置一根支架管通过梗阻区域。支架管通常在手术室内麻醉状态下置入体内。通常在膀胱镜直视下操作，首先需要通过输尿管开口放置一根导丝直至肾，然后顺着导丝放置支架管，慢慢推入直至到达肾。X线透视能够帮助我们判断支架管插入的位置。然后抽出导丝，支架管一端位于肾，另一端位于膀胱。尿液顺着支架管引流，肾功能很快就可以恢复。

某些情况下很难从膀胱将导丝放入输尿管，例如严重梗阻或肿瘤导致输尿管口闭塞时。这种情况果都可能放置支架管失败，此时需要用其他方案引流。为了解除梗阻，介入放射科医生可以从腰部放置肾造瘘管，与此同时介入放射科医生会再次尝试放置支架管，但是此时导丝在X线监视下从肾往膀胱内置入。如果导丝能顺利越过梗阻位置，可以尝试放置支架管，此时肾造瘘管暂不拔除。观察几天以后，如果输尿管支架管工作正常，可以将肾造瘘管拔出。少数情况下，即使放入支架管也不能解除梗阻，仍需要通过肾造瘘或者手术来解决。

尽管支架管可以有效地解除梗阻，但是它也有缺点。为了保证支架管不会滑脱，其两个末端都有环形卷曲。当膀胱充盈的时候，其卷曲的末端漂浮在尿液中，与膀胱壁没有接触，但当膀胱排空后，卷曲的末端会碰撞膀胱壁，引起膀胱刺激甚至痉挛。有些患者也会出现肾区疼痛。置管后引起的不适感通常一周后会减轻，也可服用解痉药缓解症状。

随着时间的推移，任何外源性的物质接触尿液都会诱发结石的形成，为了避免这一点，支架管需要在 4 ~ 12 个月内拔出或更换。如果你放置了支架管，一定要提醒你的医生安排好拔管或更换时间。

第六部分 膀胱癌的非手术疗法

讨论除手术治疗以外其他的治疗手段

什么是保留膀胱疗法？

膀胱保留疗法有哪些风险？

什么是基因疗法，对膀胱癌有效吗？

更多……

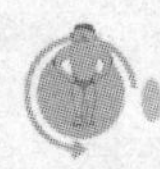

89. 什么是保留膀胱疗法?

保留膀胱疗法是指在治疗肌层浸润性膀胱癌时，为了避免行全膀胱切除而采用的任何治疗方法。这有很多种方案，通常都是基于化疗和（或）放疗，联合经尿道膀胱肿瘤切除。过去曾尝试过不行手术，单纯进行化疗或放疗，但是患者预后很差。化疗、放疗联合手术治疗，能使部分患者避免全膀胱切除。尽管这样的治疗有一些成功的案例，但肌层浸润性膀胱癌的标准治疗手段仍然是根治性全膀胱切除术，同时对于肿瘤无法完全切除的患者术后化疗。对于采用保留膀胱疗法的患者，只有约40%的患者最终能够保住膀胱。

“我本来已经决定了接受根治性全膀胱切除术，并且已经做好了术前准备。当我开始喝下排空肠道的药液时，我对即将到来的手术感到越来越焦虑。手术的前一天晚上我决定放弃手术，因为我总是担心自己会遭遇不测，留下可怜的妻子孤单一人照顾我们的孩子。我无法摆脱这种想法。我把我的想法告诉了护士，她们把我的泌尿外科医生叫来和我交流。医生告诉我对我来说最好的选择是全膀胱切除术，但她意识到不可能改变我的想法时，她跟我讨论了放疗和化疗的可能性。当时已经很晚了，她让我好好休息。第二天一早肿瘤科医生和**放射肿瘤科医生**来和我交流，我最终接受了化疗和放疗，结果表明放/化疗对我很有效。泌尿外科医生对我的肿瘤区域重新做了活检，结果没有发现残存肿瘤。我做了几次CT及膀胱镜结果都是正常的。到现在已经几年过去了，虽然我保留膀胱冒了一定的风险，但是到目前为止一切都很正常”。

90. 保留膀胱疗法有哪些风险?

据报道，一些保留膀胱的方案能获得与全膀胱切除术相似长期生存率。然而这一结果受到很多质疑，因为进行保留膀胱疗法的患者大都是经过选择的、预后较好的患者，因此能获得较好的结果。这反过来也说明立即行全膀胱切除术的生存率还是优于化疗失败后再行手术。采用保留膀胱疗法出现肿瘤复发时通常会接受行全膀胱切除加尿流改道术。一些专家担心化疗或放疗延误了全膀胱切除的手术时机，可能会显著增加转移的风险，但是并没有明确的数据证实这一点。

保留膀胱疗法的另外一个缺点就是操作起来非常复杂，需要多个科室医生密切的合作，同时患者能很好地配合。这就意味着它只能在一些大的医疗中心施行，只能应用于一小部分患者。此外，通过这些治疗成功保留了膀胱的患者，部分会出现膀胱容量下降或严重尿急，严重影响生活质量。随着原位新膀胱技术的进步，大部分采用保留膀胱疗法的患者采用根治性全膀胱切除加尿流改道手术能获得同样的疗效，甚至会更好。

91. 什么是基因疗法，对膀胱癌有效吗?

既然我们知道膀胱癌源于细胞基因的损伤，我们能不能直接去修复基因？近年来基因学取得了不少激动人心的进展，“基因疗法”将有可能治愈很多疾病包括肿瘤。尽管现在基因疗法还不够发达，暂时不能用于膀胱癌，但是许多学者正致力于这方面的研究。

有两个基本的问题阻碍了基因疗法用于膀胱癌的治疗。首先，为了治愈膀胱癌，治疗的基因必须插入每一个肿瘤细胞。这个目标非常难以实现，但即使没有100%，对患者来说也是非常有帮助的。另外，膀胱癌不是由单一基因的损伤所导致的，而是由多重基因出现问题所致，并且不同患者的基因损伤并不相同，这就让基因治疗变得非常困难。

为了让基因治疗成为可能，很多研究已经付诸实践。最有前景的治疗手段是在当前治疗的基础上联合基因疗法，其目标并不是直接治愈肿瘤，而是增强卡介苗（BCG）、化疗或放疗的反应。初期的研究证实这是可行的，尽管在投入临床应用之前还有一些技术难题需要克服。

第七部分 转移性膀胱癌

描述膀胱癌常见转移部位以及转移如何发生

膀胱癌是如何发生转移的？

如果膀胱癌发生转移，它会转移到哪儿？

有没有血液学检测方法能检测出膀胱癌的转移？

更多……

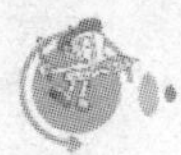 92. 膀胱癌是如何发生转移的?

不管是浅表还是浸润性膀胱癌，只有局限于膀胱内时才能通过外科手术成功切除。一旦肿瘤转移出膀胱，就很难甚至不可能完全切除肿瘤。和其他肿瘤一样，膀胱肿瘤也有三种主要的转移途径，分别为：直接侵犯、淋巴转移及血行转移。

（1）直接侵犯　随着肿瘤的生长，它可能逐渐扩展到膀胱壁的各层。肿瘤穿透膀胱壁后，仍然会继续向周围邻近的组织生长，比如直肠、前列腺、阴道或者子宫。当医生给你做直肠指检时，就是在检查是否发生了这种转移。通过用手按压腹壁，医生可以初步判断肿瘤对周围组织的侵犯情况。女性膀胱癌患者也应该行盆腔检查，以确定子宫或者阴道受肿瘤侵犯的程度。如果肿瘤已经侵及邻近器官，那么手术就很难根治，需要考虑别的治疗手段。评估肿瘤侵犯的程度要由组织活检、体格检查及CT检查共同决定。

（2）淋巴转移　是膀胱癌首先发生转移的途径。除了血管之外，人体有另一个收集体液的脉管系统，称为淋巴系统。这个系统的主要功能就是将体液和细胞运回血液系统。淋巴管将淋巴液转运到淋巴结。淋巴结在人体免疫系统发挥重要的作用，但是也同时给肿瘤细胞生长提供了空间。淋巴结给肿瘤细胞提供了其生长需要的所有自然条件。一旦淋巴结内有肿瘤细胞定植，淋巴结会肿大并阻碍淋巴回流。更为重要的是，它提示我们肿瘤已经扩散出膀胱，从而会影响到你治疗方案的选择。外科医生相信切除所有肿瘤转移的淋巴结将会提高生存率。如果你要行手术治疗，需要和你的医生讨论清扫淋巴结的范围。

（3）血行转移　如果肿瘤侵及血管，肿瘤细胞就可能进入血流。它们将在血液里流动直至死亡，他们可能被免疫系统清除或者在一个新的器官种植并生长。膀胱癌最容易发生血行转移的器官是肝（38%）、肺（36%）、骨（26%）、肾上腺（21%）以及肠道（13%）。有时也可能转移到其他器官，膀胱鳞癌最容易发生血行转移的部位是骨骼。

93. 如果膀胱癌发生转移，它会转移到哪儿？

肿瘤从原发器官扩散到其他组织或器官称为转移。膀胱癌通常最先转移到盆腔淋巴结，这就是为什么手术中需要清扫淋巴结。也有一些人认为清扫淋巴结仅仅能够给医生和患者提供肿瘤扩散的信息。然而最近的研究报道，完全切除受侵犯的淋巴结将能够治愈部分患者。这个观点仍然需要进一步的研究去确认，但是很多医生选择做扩大的淋巴结清扫以期望达到根治肿瘤的目的。

其他常见的转移部位是肺、脑、肝以及骨。肺转移通常会引起气短、慢性咳嗽或者痰中带血。脑转移通常会引起长期头痛。肝转移通常会引起一些不典型的症状，比如体重减少，食欲降低，发热或者乏力。骨转移通常会引起骨痛，也可能引起骨质破坏，容易发生骨折。

转移性膀胱癌可采用联合多种化疗药物和（或）放疗来治疗。也有患者需要手术来缓解转移癌引发的症状，例如固定被侵犯的骨骼。

94. 有没有血液学检测方法能检测出膀胱癌的转移？

有些肿瘤会产生一些特殊物质可以通过血液检测发现。很多读者知道前列腺特异性抗原（prostate-specific antigen，PSA）与前列腺癌的关系。在前列腺癌根治术后，PSA 应该降低至零。通过定期复查血液的 PSA 水平，我们可以监测前列腺癌是否复发。很多肿瘤都有特异性的肿瘤标志物，可以从血液中测得。不幸的是，膀胱癌目前还没有像前列腺癌的 PSA 那样的检测指标。很多研究试图找出膀胱癌的特异性指标，但是现在依然没有结果。我们通常依赖其他的临床信息来判断肿瘤侵犯的情况，特别是X线及CT检查。

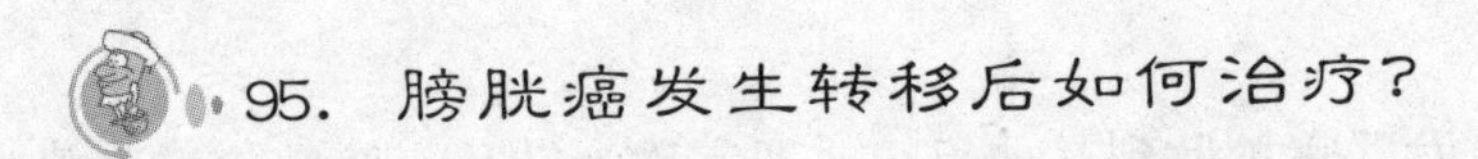

95. 膀胱癌发生转移后如何治疗?

转移性膀胱癌通常治疗起来非常困难。目前对于已经发生转移的膀胱癌主要采取冲击性化疗方案。通常联合化疗方案由4种药物组成，简称M-VAC方案，包括甲氨蝶呤（M）、长春碱（V）、阿霉素（A）、顺铂（C）4种化疗药物。60%～70%的肿瘤对这一方案有反应，仅有30%的肿瘤完全缓解。但是这30%完全缓解的患者，最终几乎都会复发。部分患者无法耐受这化疗方案的副作用，而且很大一部分患者对该方案没有反应。因此研究者花了很大精力去研究更有效、副作用更少的药物。M-VAC方案从15年前开始应用，直到现在仍没有发现更好的方案。

近来一项仅使用两种药物联合化疗的临床研究得到了同样的治疗效果，就是吉西他滨和顺铂的联合用药方案。一些肿瘤学家推荐使用该治疗方案，因为其副作用更少，更容易耐受且效果与传统的M-VAC方案相似。很多临床研究正在评估新研发的药物及新的联合用药方案，以期能对部分患者有更好的治疗效果。（译者注：目前吉西他滨联合顺铂的治疗方案已经被列入一线治疗方案取代了传统的M-VAC治疗方案。）

最近，有些转移性膀胱癌的患者应用化疗联合手术的方案治疗。首先肿瘤和转移灶通过手术完全切除，然后再进行化疗。初步的研究结果是令人鼓舞的，但是目前仍处于临床试验阶段，需要进一步证实其确切的疗效。

96. 什么是临床试验?

临床试验是验证一种药物或者新的治疗方案有效性的过程。它也用来评估手术、放疗或者联合治疗的疗效。不是所有的临床试验都会获得理想的结果。临床试验包括以下4期:

Ⅰ期临床试验:这是新的治疗方法在人体上试验的第一步。在Ⅰ期临床试验之前,治疗方案通常在实验室内进行,直至明确其是安全且有效的才能进入Ⅰ期临床试验。Ⅰ期临床试验的对象是一小部分标准治疗方案无效的患者。Ⅰ期临床研究的目的是确定治疗方案的抗肿瘤的有效性、有效剂量及意想不到的副作用。起始剂量通常非常低,如果证明有效再逐渐增加剂量。

Ⅱ期临床试验:如果Ⅰ期临床试验治疗有效,那么就可以进入Ⅱ期临床试验。Ⅱ期临床试验仍然限于特定的人群,也就是那些使用标准治疗方案无效的人群。Ⅱ期临床试验的目的是确定有效剂量,其试验的对象要多于Ⅰ期临床试验。

Ⅲ期临床试验:在这期的临床试验中,新的治疗手段将会和标准的治疗方案相对照。参与临床试验的志愿者将被**随机**分为两组,医生或患者都不知道其接受的是实验性治疗方案还是标准对照的治疗方案,直到研究结束或者适当的时机才能公布结果。必须完成两个独立的、成功的Ⅲ期临床试验,新的疗法才能获得**美国食品药品管理局**(Food and Drug Administration,FDA)批准。

Ⅳ期临床试验:当新药被美国FDA批准之后,可以应用于该类药物的所有患者,此时进入大规模的Ⅳ期临床试验,患者服药的反应仍处于监测当中。随着受试人群的增加及药物适应证的改变,一些少见的副作用会被发现。

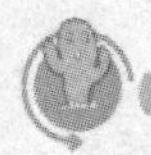

97. 我如何参加临床试验？

许多患者是在为他们治疗的医生的推荐下参加临床试验的。即使在最大的医疗中心，每个医生也只会参与少量的临床试验，而且不一定会适合你。随着网络的普及，患者参加临床试验变得越来越容易。这是一个很大的机会，但是对于一个不是很了解的患者来说也有风险。在参加一个临床试验之前，你应该和你的泌尿外科医生、肿瘤科医生深入地交谈以了解这个试验的特点以及你可能受到的益处或风险，并与常规治疗方案进行比较。

第八部分 临终关怀

讨论关于临终关怀的话题

我从来没有想到过死亡，
但是我现在患了膀胱癌。
我开始想知道需要做哪些准备去面对死亡？

如果治疗方案我无法承受或是无效的，
我可以停止治疗吗？

更多……

98. 我从来没有想到过死亡，但是我现在患了膀胱癌。我开始想知道需要做哪些准备去面对死亡？

没有人喜欢去想关于死亡的事，尤其是我们觉得自己仍然年轻并且健康的时候。因此很多人在面临死亡时都没有与家庭成员、医生、律师等一起做好准备。临终决定，包括生前遗嘱，医疗委托，事前声明等都应该在你生病之前清楚的列出，而不是到你已经不能清楚表达自己意愿的时候。

如果你还从来没有和你的家人严肃讨论过关于死亡的想法，现在就是时候了。对很多家庭来说，这是极为困难的，但是必须要做。通过这种交流，你的家人才会清楚地了解你的意愿。首先，如果你的自主呼吸停止，而经过抢救后你很可能脱离呼吸机重新恢复呼吸，你是否愿意使用呼吸机抢救？还有无法脱离呼吸机该怎么办？第二，如果你心脏停止跳动，你是否愿意进行心肺复苏或者使用除颤仪抢救？第三，如果你已经不能进食了，你是否愿意插入胃管进食？第四，如果你已经不能讲话了，你希望谁来替你做出决定？你应该选择一位家人来代替你做出决定，如果你没有家人的话要选定一位你的好友来代替你做决定。重要的是你的家人都理解你的选择并愿意接受。从法律上来说，你的配偶是你的第一代理人，然后是成年的子女，但是你也可以通过填写一些表格来另外选择你的代理人。

在你的家人了解了你的临终意愿后，你还需要考虑的是，如果你不在了，依赖你的人要怎样继续生活。如果你主管家庭的财务，你应该选择一位家人告知所有相关文件存放位置，告诉他当你不在时应该怎样处理。同样的，其他只有你才能做的事也需要交代清楚。

对于大部分人来说，让专业的机构来帮我们安排这些事情将很有帮助。美国国家癌症协会有一个分支机构就负责处理这类事情，包括商业、税务及贷款。你需要确认这些问题：生命保险、退休计划、财产、银行账户、保险箱、股票以及遗嘱。重要的是明确分配并指定继承人，记录完整的账户、地址、电话等信息。这些信息要保存在你去世后家人能够拿到的地方，并且让他们知道你已经为他们安排好了这些事情。

99. 如果治疗方案我无法承受或者是无效的，我可以停止治疗吗？

现代医学最基本的信条首先对患者无害。许多现代的治疗方案，尽管常常能延长生命，但可能对患者和家人来说是痛苦的、难以接受的。我们推荐这些治疗并鼓励患者坚持，因为我们相信这些治疗会带来改善，希望他们能好起来。不幸的是，我们现在还不能治愈每一个患者，对有些患者来说，继续治疗没有任何真正的益处。继续有侵略性的治疗反而在身体和心理上都会让患者及家人感到痛苦，这种情况下改善患者的生存质量比延长生命更加重要。尽管这种状况下医生、患者及家人都很难做出决定，但是还是要开诚布公。最终由患者作出选择，以决定是继续治疗还是姑息性的治疗（缓解疾病带来的痛苦，但对疾病本身没有治疗作用）。

姑息性治疗的目的是让患者最大限度地提高生活质量，而不是去长期的治疗终末期的疾病。选择姑息性治疗并不意味着不治疗。尽管姑息性治疗的具体手段根据你个人的状况治疗有所不同，但是一般来说必要时会输血，会进行放疗以减轻骨痛，会用药物甚至做手术去缓解一些痛苦的症状。选择姑息性治疗意味着你已经接受自己的肿瘤不可能治愈，但你仍可以接受一些必要的治疗。

姑息性治疗不仅仅是镇痛治疗，通常接受单纯的镇痛治疗的患者都已经只剩下非常有限的生命，仅仅靠镇痛药物来保证舒适。他们通常不会再接受输血、透析或者手术之类的治疗。

“面对我母亲的死亡对我来说很艰难。她非常清楚地向我们表明过她不想用呼吸机或者插上胃管。如果结局已经确定，她想在死亡面前保留尊严。当她身体状况还好的时候，这看起来好像没有什么问题。但是没有人会告诉你什么时候该放弃治疗让她离去。总是会有其他的治疗方案，其他的医生或者其他的什么事情可供选择。选择姑息性治疗并不太难，因为那时母亲还可说话。但是当选择只做镇痛治疗时只能由家人做出决定了。在和医师反复讨论之后，我们决定尊重她的生命和意愿，尽可能地减少她的痛苦，让她安静地离去。幸好在之前，当她身体情况还可以的时候我们就仔细交流过了，我也知道什么是她想要的，但是那仍然是我曾经做过的最艰难的选择。”（M. D.，59岁）

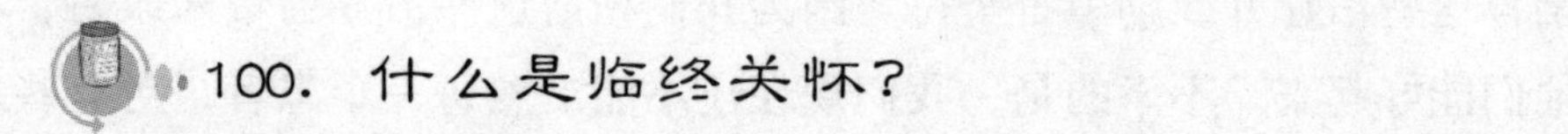

100. 什么是临终关怀？

临终关怀是指给即将死亡的患者提供的治疗。根据美国癌症协会的定义：“临终关怀是对不可能治愈的、即将死亡的患者提供的人道的、富有同情心的治疗，使其能尽可能舒适地活着。目标是缓解症状，减少痛苦，使得患者在生命的最后阶段能够保存尊严和生存质量，且身边陪伴有他所爱的人。”进行临终关怀的前提是医生认为患者已接近生命的终点，从法律上定义为，根据疾病的自然病程，预期寿命少于6个月。临终关怀可以在患者家中进行，也可以在康复中心、医院或私人临终关怀机构。如果在这个过程中病情得到改善的话或者患者仍想进行积极的治疗，可以在任何时候离开临床关怀医院。要了解更多关于临终关怀的信息，可以访问美国癌症协会的网站：www.cancer.org。

词 汇 表

（字母顺序）

A

癌：来源于器官上皮组织的恶性肿瘤。

癌基因：具有潜在导致新生物（癌症）形成的基因。

癌前病变：癌症发展的极早期阶段，可能会进展为恶性组织的异常改变。

癌症：机体细胞异常增生，失去控制，可能损伤组织、远处扩散并导致死亡。

B

BTA：膀胱肿瘤抗原，一种只存在膀胱癌细胞中的蛋白，普通细胞中没有。通过尿液检查可以发现膀胱肿瘤抗原。

保留神经手术：在男性膀胱或前列腺手术时，只切除膀胱或前列腺，保留神经以达到保留勃起功能目的的手术。

苯胺染料：一类从苯胺（煤焦油）提炼出的染料。可用于纸张、布匹、皮革和木材的染色。

鼻胃管：从鼻孔插入经过食管进入胃的管道，用以引流积聚在胃内的液体。

闭孔神经：位于盆腔的神经，可以支配大腿部分肌肉的运动及大腿内侧皮肤的感觉。

表皮生长因子：刺激细胞生长的化学物质。

并发症：指手术或药物等治疗中出现的不良后果。

病理学：医学的一个分支，研究疾病对机体结构和功能的影响。

病理科医生：指在显微镜下观察组织以判定有无疾病的医生。

病史：口头的或笔录的关于疾

病、社会及家庭背景的记录。

勃起功能障碍：不能勃起或无法维持勃起以完成性交。

C

CT扫描：通过一种特殊的X线设备，观察身体内部横断面的解剖结构有无异常。

残余尿：指排尿结束后仍残留在膀胱内的尿液。

超声：一种通过测定反射的声波来观察内部器官的技术。

磁共振成像（MRI）：一种和CT类似的影像学检查，可以观察到身体内部的细节结构，并且没有放射性。

D

DNA：细胞的基本组成，包含了细胞的基因信息和遗传特征。

胆囊：一种消化器官，用于储存肝产生的胆汁。

蛋白：一种复杂的生物大分子，由碳、氢、氧、氮等元素组成，是所有活体细胞的基本组成成分，包括维持机体功能所必须的酶、激素及抗体等。

导管：中空的管状组织，用于从局部区域引流或注射药物。

低级别：指癌细胞侵袭性低，即恶性程度较低。

电切镜：一种特殊的类似膀胱镜的设备，通过尿道插入，可通过一个通电的环状结构来切除膀胱肿瘤。

E

恶性：指癌细胞可以侵犯周围组织，并能向远处转移。

F

Foley导尿管：即气囊导尿管，通过尿道放入膀胱用以引流尿液的导管。

发病率：某一特定事件发生的概率，如在一段时期内某一疾病发病的例数。

发育异常：成熟细胞大小、形状或组成的改变。

放疗：利用高能量的射线或辐射波来杀灭癌细胞。

肺栓塞：肺内动脉血管的梗阻，通常由下肢或盆腔静脉内血栓脱落导致。

分级：就肿瘤而言，指通过细胞在显微镜下的形态来评估肿瘤细胞的侵袭性。

分期：一种评定肿瘤大小及扩散程度的方法。根据分期可决定最恰当的治疗方法。通常通过体检、血液检测和影像学检查来完成。

蜂窝织炎：皮肤和皮下组织的炎症或感染，表现为局部红肿、发热。

附睾：附着于睾丸、储存精子并使精子成熟的器官。附睾与输精管相连。

腹部：人体位于肋骨以下、骨盆以上的部位，内含内脏器官，比如肠管、肝、肾。

腹腔镜：一种特殊的内镜装置，可通过很小的切口插入并观察腹腔及盆腔内部。

腹腔镜检查：腹腔镜和其他改良装置通过在腹壁做很小的切口进入腹腔进行的一系列操作。

G

干扰素：一种由细胞产生的可抑制细胞生长、调节免疫反应的物质。

高风险：很有可能发生并发症或不良反应。

高级别：恶性度高的肿瘤细胞。

睾丸：男性产生睾酮和精子的生殖器官，有两个，位于阴囊内。

姑息疗法：一种目的在于缓解症状、改善生活质量而不是治愈疾病的疗法。

光动力疗法：利用光敏剂使组织细胞对光的敏感度增加，当用激光照射组织时，光敏剂可发生化学反应并杀灭肿瘤细胞。

光敏剂：一种可以使组织吸收后对光的敏感度增加的药物。

过度活动膀胱：一种伴有尿频、尿急、夜尿增多及尿失禁等症状的综合征，可能与膀胱肌肉的过度兴奋有关。

H

横纹肌肉瘤：一种起源于横纹肌的恶性肿瘤。

化疗：通过强效化学药物来杀灭或抑制肿瘤细胞的方法。

回肠：小肠的一部分。

回肠代膀胱术：通过外科手术将一段游离的回肠与输尿管连接，另一端开口于腹壁，改变尿流方向，使尿液从回肠在腹部的开口流出至集尿袋中。

活检：取少量的组织样本在显微镜下检查。

J

基因：位于细胞核内，包含细胞的遗传信息，可从一个细胞传导至另一细胞。

疾病：指机体任何部位或器官系统的正常的结构和功能改变或停止，表现出特定的症状和体征，其原因和预后可能是已知的，也可能是未知的。

集合系统：指肾的肾盏和肾盂。

寄生虫：指寄生于生物体内，并以生物体为能量来源的一类生物。

减毒：指强度、价值、数量或程度的减弱，就细菌或病毒来说，是指减少病原微生物的感染性。

结肠造口术：通过外科手术将结肠开口于腹部，即人造肛门。

介入放射科医生：专门从事在影像学引导下进行微创、靶向性治疗的放射科医生。

筋膜：一种覆盖、支持或分割肌肉组织的纤维膜。

进展：指癌症或某种疾病持续发展。

经尿道膀胱肿瘤切除术(TURBT)：采用一种特殊的电切镜装置，通过尿道插入膀胱切除膀胱肿瘤。

精囊：位于前列腺后上方的一对腺性结构，产生液体构成精液成份。根治性膀胱切除术时需切除精囊。

静脉肾盂造影术：一种影像学检查，通过静脉注射的造影剂在肾脏积聚并从尿液中排出，影像学检查可观察尿路形态。

局部进展：指恶性肿瘤已扩散到周围组织。

嵌顿：就肠道而言，指肠管扭转或受压，导致肠段肿胀，血流减少。

K

卡介苗（BCG)：就膀胱癌来说，是把减毒的、活的结核菌放入膀胱内减少膀胱癌复发的概率。

可控性尿流改道：一种可以储存尿液的尿流改道方式。尿液储存在回肠膀胱中，每天数次通过向开口于腹部的储尿囊中插入导尿管来排出尿液。

L

良性：非恶性肿瘤，可以增大压迫周围组织，但不会浸润其他组织，也不会向远处转移。

临床试验：一种经过仔细设计的、用于评价一种疗法或新药的作用的试验。

临终关怀：为即将死亡的终末期患者提供护理，可在家中或住院进行。

淋巴结：淋巴系统的一部分，黄豆大小的器官，淋巴结可以过滤淋巴系统中的细菌或癌细胞。

淋巴囊肿：身体某一部位淋巴液失去正常的回流而积聚在一起形成的囊肿。

淋巴系统：产生和储存抗感染细胞的组织和器官（骨髓、脾、胸腺和淋巴结）以及淋巴液流通的淋巴管网。

鳞状细胞癌：膀胱鳞状细胞癌多继发于膀胱内的慢性炎症，例如膀胱内长期留置导管者。

瘘管：两个内脏器官或内脏器官与体表之间的非正常通道或连接。

M

麻醉：失去感觉和知觉。就外科手术来说，就是失去对疼痛的知觉，以耐受手术或其他导致疼痛的操作。全身麻醉是指通过应用麻醉药物使整个身体失去意识和痛觉，全身肌肉放松。局部麻醉只局限于身体某个部位。腰椎麻醉是通过脊髓周围的蛛网膜下腔注射麻醉药物导致的局部麻醉。

慢性阻塞性肺疾病：一种主要由吸烟导致的进展性疾病，表现为呼吸困难、哮鸣音和慢性咳嗽。

慢乙酰化：某些人对某种化学物质的代谢较其他人慢。

泌尿外科医生：专门治疗男性及女性泌尿生殖系统疾病的医生。

免疫反应：机体对外来物质或异常物质的反应。

免疫疗法：通过激活自身免疫系统来治疗疾病的疗法。

免疫缺陷：免疫系统功能异常。

免疫系统：机体主要系统之一，由多种器官和细胞组成，保护机体对抗感染、疾病和外来物质。免疫系统可通过特殊方式激活来杀灭肿瘤细胞。

免疫细胞检查法：一种针对膀胱癌的尿液检查。可同时查出三种与膀胱癌相关的蛋白。

敏感性：一种检测方法能准确检测出某一特定疾病的能力。

美国食品药品管理局（FDA）：美国负责批准处方药物的机构。

N

NMP 22：一种在膀胱细胞发生癌变时产生变化的蛋白。尿液检查可查出 NMP 22 的改变。

逆行性肾盂造影：一种通过将导管逆行插入输尿管注入造影剂来观察肾集合系统和输尿管的特殊影像学检查。

尿急：一种突发的、难以抑制的排尿欲望。

尿流改道术：通过外科手术改变尿液排出的途径，通常把输尿管连接于腹部皮肤或一段回肠代膀胱，使尿液经腹壁排出。

尿路感染：微生物感染泌尿通道，如膀胱炎或肾盂肾炎。

尿路上皮：膀胱、输尿管及肾集合系统内表面的细胞。

尿频：指排尿次数过多。在成人通常指每日排尿次数超过 8 次。

尿失禁：尿液的不自主排出。

尿细胞学检查：病理科医生通过检查尿液里的异常细胞来判断有无癌细胞。

尿潴留：尿液无法排出，充满膀胱。

脓肿：脓液积聚在身体的某一部位。

P

p21 ras 肿瘤基因：一种特殊的与人类癌症有关的肿瘤基因。

膀胱：身体内储尿和排尿的器官。

膀胱镜：一种向类似望远镜的管状器械，可以通过尿道插入膀胱观察内部状况。

膀胱镜检查：使用膀胱镜观察检查尿道和膀胱内部。

膀胱灌注治疗：将药物通过导尿管注入膀胱内杀灭肿瘤细胞的疗法。

膀胱切除术：通过手术切除膀胱。膀胱部分切除术是指切除膀胱壁的一部分。根治性膀胱切除术指除了切除膀胱外，男性还需切除前列腺和精囊，女性需切除子宫和子宫颈。

膀胱炎：膀胱的炎症反应，可能与细菌感染、病毒感染、放疗或其他膀胱刺激物有关。

排尿刺激症状：指尿频、尿急等排尿症状。

排尿困难：排尿时疼痛或不适。

盆腔：指身体以髋骨为框架内的部位。

盆腔淋巴结清扫术：以膀胱癌而言，盆腔淋巴结清扫术指切除盆腔淋巴结并检查膀胱癌是否扩散到这些淋巴结。

Q

脐尿管：胎儿的排尿管道。在胎儿期连接膀胱和脐，出生后退化为纤维条索。

脐尿管癌：起源于脐尿管的癌症。尽管属于膀胱癌范畴，但是起源于膀胱外，向膀胱内生长。

器官：机体内某些组织在一起共同完成某一特殊功能（如心、膀胱等）。

憩室：膀胱内小的囊状结构，缺乏肌层覆盖，不像膀胱其他部分一样可以收缩。

前列腺：男性生殖系统的一个腺体器官，位于膀胱下面，环绕在尿道周围，其产生的液体是精液的构成部分。

前列腺炎：前列腺的炎症，可能是感染或是单纯的炎症。

侵袭性：指癌细胞从原发部位向周围组织扩散的能力。

R

日间手术：指做完手术当天患者就可以回家，不需要住院。

乳头状：以膀胱癌为例，指有蒂的、像乳头一样突起的肿瘤。

S

噻替派：一种用于注入膀胱内治疗膀胱癌的化疗药物。

疝：因腹壁或器官薄弱形成的膨出。

上尿路检查：通过影像学检查肾和输尿管。

上皮细胞：覆盖于体表或空腔器官内层的细胞。

烧灼：应用腐蚀剂、热量、电流或其他药物来破坏组织或止血。

深静脉血栓：是指血液在深静脉不正常的凝结，好发于下肢。

神经：由神经纤维组成的条索状结构，可以从中枢神经系统向身体的其他部位传递神经冲动。

肾积水：因尿液引流阻塞引起尿液潴留，进而导致的单侧或双侧肾盂、肾盏扩张。

肾盂：肾中部的漏斗状结构，尿液汇聚到肾盂进而流入输尿管。

肾盂肾炎：肾内的感染，通常由细菌导致。

肾造瘘管：从腰背侧放入肾内的管道，可引流肾内的尿液。

生存质量：一种对健康状态的评估，包括年龄、生活期望、生理和精神状态。

生前遗嘱：一份关于你的健康治疗的特殊说明的文件，包括在各种条件下延长你生命的方式、你希望得到哪种治疗和拒绝做哪种治疗。

适应证：进行某种治疗的理由、指征。

事先申明：患者预先签订的法律文件，在自己无法做出决定或表达时（如昏迷），谁可以代替你做出医疗决定和（或）你希望接受何种治疗。

输精管：连接附睾和尿道的管状结构，精子和精液通过输尿管排出。

输卵管：从卵巢向子宫输送卵子的两根长的肌性管道。

输尿管：连接肾和膀胱的肌性管道，尿液通过输尿管流入膀胱。

输尿管镜：一种类似膀胱镜但更细、更长的内镜装置，可以插入输尿管观察输尿管及肾盂、肾盏。

输尿管口：输尿管的末端，位于膀胱内。

输尿管乙状结肠造口：一种特殊的手术，将输尿管连接于乙状结肠上，使尿液和粪便一起排出。

输尿管造口术：通过手术做一个开口供输尿管向外排出尿液，如将输尿管连接于腹部皮肤开口。

输尿管支架：一种用于保持输尿管通畅和引流尿液空心的管道。

丝裂霉素C：一种可以抑制DNA复制和细胞生长的化学物质。

T

TNM：一种公认的肿瘤分期方法，评价肿瘤的大小、淋巴结转移和远处器官或组织的转移。

体征：疾病的客观证据，由医生鉴别出来的，不是患者的主观感觉。

V

Valsalva 排尿： 指通过收缩腹部肌肉来增加膀胱内压力，促进膀胱内尿液排空。

W

完全胃肠外营养： 一种提供所有必须营养成分的静脉内营养方法。

围手术期化疗： 指在手术前的短期内应用的化疗，目的在于提高局部肿瘤控制率和存活期。

无创性： 不需要任何切口或向体内插入或植入任何装置和材料。

X

细胞： 组成机体的最小单位。组织由细胞组成。

细胞学： 在显微镜下观察、研究细胞的一门科学。

腺癌： 起源于腺体器官细胞恶变的肿瘤。膀胱腺癌是一种少见的肿瘤。

新膀胱： 用一段肠管做出的人造新膀胱，可以像真正的膀胱一样储存尿液，并从尿道排尿。

性交困难： 性交不适或疼痛，多见于女性。

血尿： 尿中带血。可能是肉眼血尿（肉眼能看见的）或镜下血尿（只有在显微镜下才能检查到的）。

血吸虫病： 一种寄生虫，寄生于淡水螺，其幼虫释放到水中，可通过皮肤破损伤口侵入人体。可能侵犯肝、肠道、膀胱、肾或肺等。膀胱血吸虫感染可能导致膀胱癌。血吸虫分布于非洲撒哈拉南部、中国南部、菲律宾、巴西和埃及等地。

Y

炎症： 由于损伤、感染或手术引起的肿胀、发红、疼痛和刺激症状。

抑癌基因： 一组可以抑制或减慢肿瘤生长和进展的基因。

阴性： 指否定的检查结果。

荧光原位杂交（FISH）： 一种通过直接观察细胞的 DNA 来检查恶性细胞的方法。

预后： 关于一个疾病的存活和恢复的长期前景。

原位癌： 指癌细胞局限在上皮

层内，未破坏基底膜。膀胱原位癌是一种表浅、局限在黏膜层的癌变，但具有很高进展为浸润性癌症的风险。

Z

造口：通过外科手术在皮肤上做的开口，通过造口排出代谢废物如尿或粪便。

造口袋：一种特殊的连接于皮肤造口用于收集尿液和粪便的袋子。

诊断：对一种医疗问题或疾病的原因和表现的判断。

正位：指普通的、正常的体位。

症状：疾病的主观表现，由患者主观描述的，例如腹痛。

直肠：大肠的末段，上面与乙状结肠相连，下段连接肛门。

转移：疾病（癌细胞）从一个器官转到并不直接接触的另一器官或部位。

子宫：女性生殖器官，位于盆腔，胎儿在子宫内生长。

子宫颈：子宫下段的狭窄末端，和阴道相连。